5097. (Rés.)

Sc. A.

HISTOIRE
DE LA NATVRE,
CHASSE VERTVS,
PROPRIETEZ ET VSAGE
DE LA LYCORNE.

PAR LAVRENS CATELAN.
Apoticquaire de Monseigneur le
Duc de Vandosme.

ET MAISTRE APOTICQVAIRE
DE MONTPELLIER.

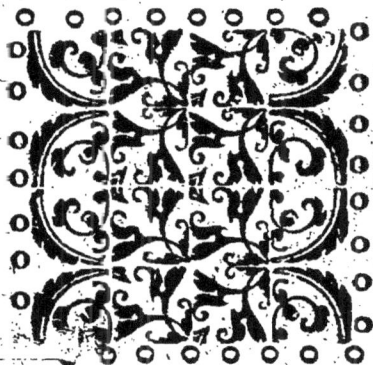

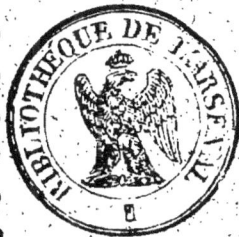

A MONTPELLIER,
Par IEAN PECH, Imprimeur ordinaire du
Roy, & de ladicte Ville.

M. DC. XXIIII.
Auec Permission.

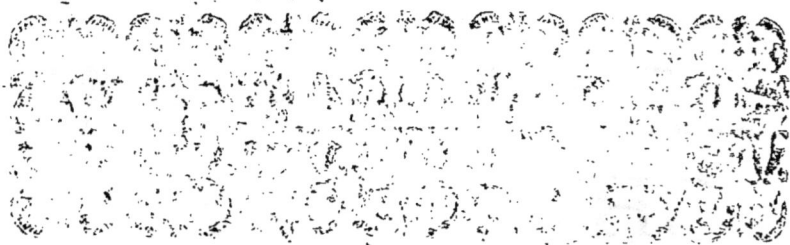

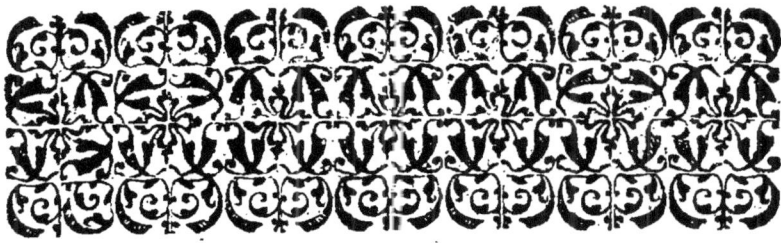

A

MONSEIGNEVR
MONSEIGNEVR
FRERE VNIQVE
DV ROY.

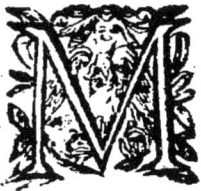

MONSEIGNEVR,

Tout ainſi que la terre, offrant
tous les iours à ce bel œil du monde les groſ-
ſieres vapeurs qu'elle exhale de ſon ſein. Ce
Soleil gracieux les eſleue amoureuſement à
ſoy, pour les conuertir en pluyes ſalutaires
pour ſa fœcondité. De meſmes ne dedaignés
grand Prince, viuante Image de ce Soleil
Royal, de receuoir fauorablement ces foibles

ã 2

vapeurs de mon petit labeur, pour leur influer
les graces de vos fauorables aspects ; & par
l'authorité de vostre Auguste nom, leur donner
la force de pouuoir profiter au public. C'est
ainsi qu'en esclairant cet œuure des rayons es-
clatans de vostre grandeur, vous fairés viuement reluyre auec admiration les eminentes
qualitez qui vous approchent plus prés de la
Diuinité : laquelle les anciens Mages ne nous
ont peu mieux representer, qu'en luy donnant
la lumiere pour son corps. D'autant que comme c'est vn de ses principaux effects d'esclai-
rer non pour soy : mais pour faire voir les autres. Ainsi Dieu se plaist merueilleusement
de faire reluyre les hommes du brillant esclat
de ses diuines graces & bien-faits : jusques la
qu'vn ancien Pere a aduancé de dire qu'il
estoit insatiable de cette seule volupté. C'est
aussi vous (Monseigneur) qui par la ma-
gnifique liberalité des faueurs dont vous hono-
rez, ceux qui reclament vostre bonté, faictez
vrayement paroistre , que cette riche &

uiue source de toutes vos actions est purement diuine & celeste, que vous estez le bien-
aymé du Ciel & de la Terre, & sur qui Dieu
a versé abondamment les torrens de ses graces,
pour attirer puissamment à vostre fidelle ser-
uice, les cœurs & les volontez des peuples,
pour vous admirer & reuerer en toute humi-
lité. J'implore donc de vostre naturelle douceur
cette grace, qu'il vous plaise d'agreer qu'auec
vn tres-humble respect, je vous offre auec le
sacrifice de mon cœur la curieuse recherche que
i'ay faitte sur le subiet de la Lycorne, autant
recommandable par sa generosité, que par la
secrette & admirable vertu que la nature luy
donne, d'abbatre les malins efforts des plus
dangereux venins. Digne & rare animal, qui
vous doit estre meritoirement consacré, puis
que nous admirons en vous auec estonnement
l'inimitable valeur d'vn courage inuincible, qui
nous fait esperer, que secondant heureusement
les iustes dessains de nostre, grand Roy,
vous nous garantirez de toute sorte de mal-

heurs, de mesmes que *Mynerue* arrestoit cette grosse nuée de traicts, qu'on lançoit de roideur contré *Vlysses*, en appuyant d'vn ferme soubassement la puissance & dignité de la Couronne (dont vous estez le plus riche fleuron) Ainsi vueille le Ciel benir vos sainctes intentions, pour faire à iamais prosperer la gloire de vostre nom, & vous faire iouyr sans cesse des desirables fruicts de tout bon-heur. Ce sont les vœux ardents de mon affection & le zele passionné de mon cœur. Qui suis.

MONSEIGNEVR,

De vostre grandeur tres-humble, & obeyssant seruiteur.

L. CATELAN.

Le 22. Ianuier 1624.

PREFACE AVX
LECTEVRS.

MESSIEVRS,

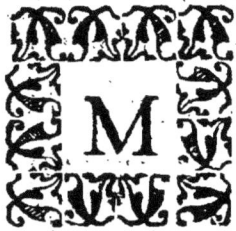

MAyant promis par le petit traicté du Bezoar que i'ay faict imprimer ces iours passez, & dedié a Monseigneur de Vallançay Gouuerneur en ceste Ville. De mettre au iour l'Hystoire de la Lycorne, de laquelle beaucoup de personnes ont doubté, & doubtent encores auiourd'huy. estimans que le recit d'vn si rare animal. soit purement imaginaire, & fabuleux. Et ayant par vn soing extraordinaire recouuré du plus profond de l'Ethyopie vne corne de Lycorne entiere, respondant à la description que luy donnent Pline Ælian, & autres autheurs, & laquelle est tresbelle à voir : Tant pour satisfere à ma promesse que pour donner l'intelligence d'vn si riche thresor, & faire voir que la Lycorne est, & se trouue au monde, portant vne seule corne longue, droicte & haut esleuee entre les sourcils sur le front, douée de proproprietez merueilleuses & incomparables à reciter. Ioint à cela que ne se trouuant aucun François qui aye encores osé traicter ce subject a fonds, pour rapporter l'Hystoire, les vertus & la resolution d'vn si precieux animal : I'ay voulu publier ce discours en attendant d'autres sur mille, & plus de raretez de tres-grand importance que i'ay dans mon cabinet rangées, suiuant l'ordre de leur origine & generation, en expliquant par icelles les Anneaux de Platon, l'echelle de Iacob, & la quasi diuine chaîne d'or d'homere : Ayant eu l'honneur de les auoir faictes voir en partie aux plus grands Princes de la France, & au plus doctes & curieux du Royaume, tant Prelats que Magistrats, lors que le Roy entra auec Ioye & applaudissement de ses fidelles subjectz dans ceste Ville, & lesquelles ieusse infailliblement presantées à sa Majesté, si l'excessiue quantité de poudres de Chypre, de Violette, d'eau d'ange, de chaynes de musc, de peaux de senteur, de Cassolettes, & semblables que ie prepare ordinairement (outre ce qui concerne les medicamens, suiuant ma profession) n'eussent donné des apprehensions à Messieurs les Medecins, qui pour lors estoient en quartier que l'excez de telles odeurs eussent peu esbranler en quelque façon sa santé, Et d'ailleurs ie voulus differer, parce que ie n'auois encores deterré & sorty hors des cachots les pieces les plus precieuses, où ie les auois confinées pendant les detestables monuémens & tumultes passez, que i'ay du despuis estalés, les tenant maintenant à descouuert en toute seurté par l'extraordinaire, bien-veuillance de mondit Seigneur de Vallançay, qui fauorisât mes curiositez, m'à tesmoigné par sa saunegarde, (moy indigne) de grandes & incomparables faueurs. Que si ie ne contente les plus occulez sur ceste matiere, tant importante comm'ell est, ie supplie tous ceux qui liront ce liuret d'auoir esgard qu'vn homme de ma profession ne peut dignement satisfaire à l'excellence d'vn si riche & rare subiect. A dieu.

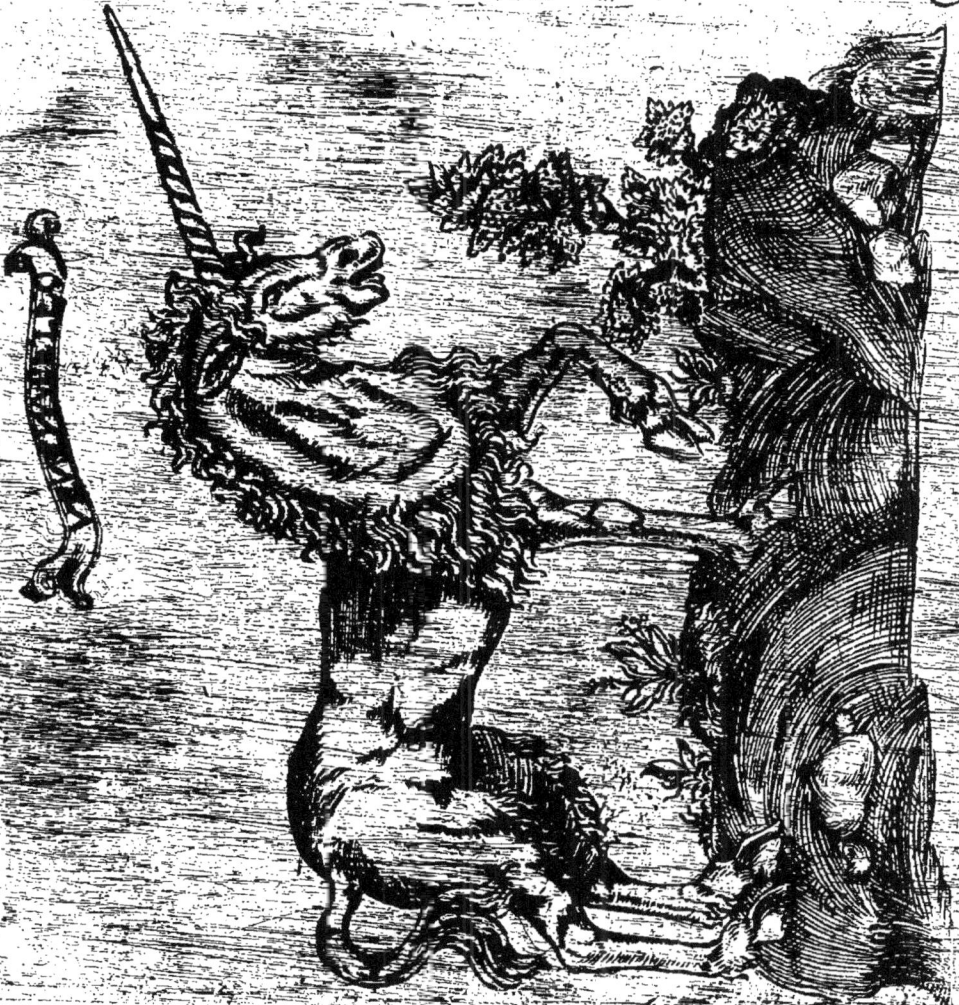

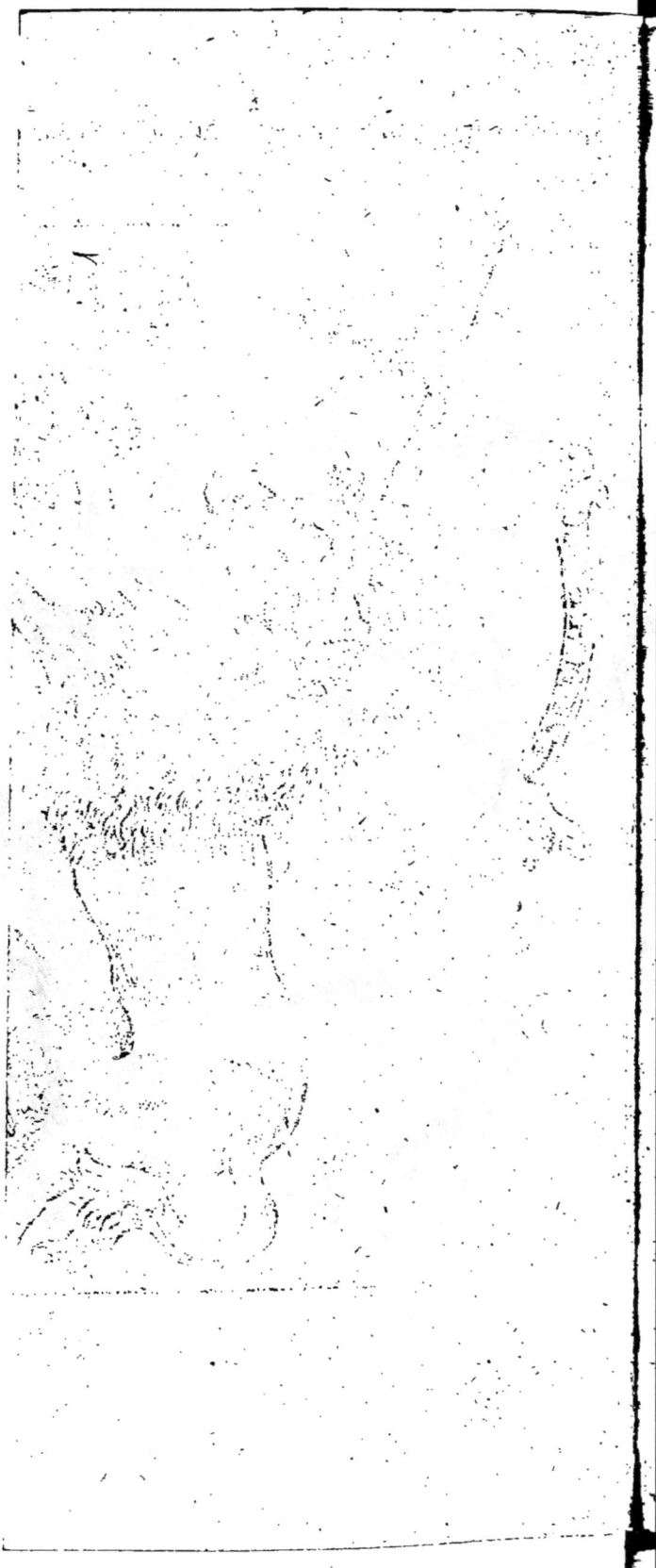

TRAICTE DE LA LICORNE.

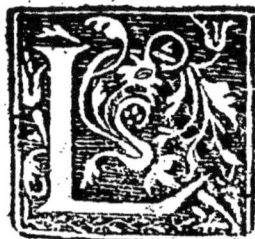

L A s a g e nature fouueraine de l'vniuers, apres auoir cõme par Teſtament, diſpo-ſé de ſes biens en faueur des creatures d'icy bas, & four-ni le môde de ce qu'elle iu-gea luy eſtre preciſémét neceſſaire pour ſon entretenement : elle luy tira ſagement hors de la preſſe & loin des yeux les autres cho-ſes eſquelles il y auoir plus de majeſté, d'ex-cellence & de valeur, pour autant qu'elle ne veut pas eſtre forcee de prophaner à tous momens, & à eſtaler tous les iours dans le marché de ce monde les chef-d'œuures & les merueilles qui ſont par deſſus le cômun douçes de nompareilles proprietez, de peur que par vne trop familiere accouſtumance, elles ne fuſſent miſes au rabbais & à quel-que faſcheux meſpris. Ainſi ne voyons-nous pas ſouuent d'entre les pierres la Pantaure *Helidor.*

A

qui chaſſe quaſi incroyablement les flam-
mes & le feu.

D'entre les plantes celle qui preſſee dans
le creux de la main, deſigne le iour & l'heure de la mort.

*Monar
des cap.
74.*

D'entre les oiſeaux, l'Ephemeris d'vn plumage plus que merueilleux qui naiſt le ma-
tin & meurt le meſme iour.

*Ariſt.
hiſt. lib.
5. c. 19.*

D'entre les poiſſons, la braue Remore qui
arreſte les nauires & les nauigateurs.

*Plin. lib
32. c. 1.*

D'entre les Reptiles, le draconcalopedes
portant la face d'vne tresbelle vierge, & au
reſte d'vne tres-agreable couleur.

*Buſta-
mant. li.
2. c. 6.*

Et finalement, d'entre les quadrupedes ceſte tant renommee Lycorne, Vnicorne ou
Monocerot, de laquelle delaiſſant pour à
ceſte heure les autres, ie pretens vous entretenir particulierement en ce lieu.

*Pare li.
de Ve-
nins.
André
Marin
Venitië
de falſa
opinione
erga V-
nicornu.*

Mais parce que pluſieurs ſe perſuadent en
conſideration d'vne rareté ſi eſtrange que
ceſte ſorte de quadrupede, Monocerot ou
Vnicorne n'a iamais eſté en la nature, & que
ce que le vulgaire en recite, ne ſont que pu-
res imaginations. I'ay creu pour ſoudre toute ſorte de telles difficultez, & donner l'intelligence de la verité au public, deuoir di-
uiſer ce diſcours en 4. poincts ou articles
prin-

principaux, esperant que par mon moyen on demeurera cy-apres satisfait de l'histoire de ce rare & precieux animal, m'y voulât d'autant plus affectionner, puis que seul d'entre les François [au moins que nous sachions] ie me trouueray seul auoir entreprins par exprés ce recit si rare & si excellent.

Par le premier article, ie vous diray qu'est ce qu'il faut entendre par Lycorne, Vnicorne & Monocerot.

Au second, vous orrez la figure de la beste appellee Lycorne, en quel pays on la trouue, comment on la préd à la chasse, quelles sont les preuues pour recognoistre la corne d'icelle, les vertus qui luy sont attribuees, & comment on la doibt employer au faict de la medecine.

Tertiò, ie vous rapporteray 18. notables obiections en apparence assez pressantes de ceux qui veulent soustenir & dire que la Lycorne est purement imaginaire & fabuleuse, & que les proprietez qu'on recite de sa corne sont entierement ridicules.

Paré.
Marin.

Mais au contraire par le dernier article, ie feray voir, confesser & dire à tous ceux qui me voudront prester audience, que les susdites obiections sont abusiues & insoustena-

bles pour conclurre que l'animal Lycorne
est,& que grandes & merueilleuses sont les
vertus de sa corne,pourueu qu'elle soit de la
vraye & legitime.

Vous disant donc , pour commencer à
l'etymologie &aux especes.Qu'il ne faut pas
entendre par les susdites appellations vne
mesme & semblable beste :d'autant que le
nom de Monocerot en Grec,& Vnicorne en
Latin , est veritablement vn nom de genre
comprenant 4. diuerses sortes de bestes , ar-
mées d'vne seule corne,au lieu que laLycor-
ne est d'entre les Vnicornes vn espece particuliere.

Estant certain que la premiere sorte de
Monocerot ou Vnicorne est vn oiseau ap-
pelléDynon,qu'Aelian ou son histoire,dit se
trouuer en Ethyopie.

Secundò,Paré , apres Olaus magnus recité qu'és regions Septentrionales il s'y trouue vn Monocerot ou Vnicorne marin qu'on
appelle Vletif , en la langue de ces contrées,
laquelle porte vne corne sur le front en forme d'vne sye , en ayant moy recouuré vne
qui est de longueur de 7.à 8.pans ou peu s'en
manque,qui a de pointes &des grosses dents
aux deux costez fort aigues & tresbien rangées,

Etymo-
logie.

Paré de
Venen.
lib.21.c.
50.

lib.17.c.
10.

libr.21.
cap.14.
Thenet.

gees, ressemblant au reste à ceste sye que porte le poisson Prystis sur la muffle, à laquelle
corne d'Vletif susdite plusieurs attribuēt les *exot. cl.*
*Rondele-
let.*
mesmes proprietez qu'à la Lycorne. & de là,
ce dit Paré, ils ont prins occasion de l'appel- *Gesnerus.*
ler Lycorne marine.

Tertiò, il y a en la nature vne sorte d'es- *Plin. li.
30. c. 5.*
carbot, de grosseur d'vn amende, de couleur
tanée, qui porte sur sa teste vne corne, non
plus grosse qu'vn petit fer d'esguillette vn
peu corbée, mais fort pointuë polye & lui-
sante, que Pline appelle Taurus, en ayāt moy
vn tel, parmy mes raretez singulieres que ie
garde.

Finalement, la derniere espece de Monocerotes ou Vnicornes sont certains Quadrupedes 8. en nombre, toutes ne portans qu'v- *Pline*
ne seule corne, dont la premiere est cette sorte de beste qui porte sur ses narines vne corne, en ayant moy vne tout entiere dans mon
cabinet qui est massiue, fort grosse & belle, &
que i'estime precieuse & rare, lequel animal
en ceste consideration est appellé Rhynoce-
ros ou Naricornis, bien qu'en effect il semble en porter vne seconde, mais beaucoup *Pausanias.*
moindre, sur le dos est de couleur verdastre
que plusieurs pour colloquer ladite beste au

rang & ordre des Monocerots ou Vnicornes, difent n'eftre qu'vne boffe ou cartilage comme ce qu'ont les dromaderes fur l'efchine, laquelle on eftime autant que la premiere pour eftre vn fouuerain antidote contre les Venins ou femblables chofes qui tuent, d'où les habitans des Indes, où on la trouue oint prins occafion de croire que ce foit là vraye & tant renōmee Vnicorne, chofe neātmoins abfurde au rapport de ceux qui s'y entendent. *Illud tamen fcio, Bengala incolas eius cornu aduerfus venena vfurpare vnicornu effe exiftimantes, tametfi non fit vt ij referunt qui fe probè fcire autumant.*

La feconde, font les Onagres, c'eft à dire les afnes fauuages de la grandeur des cheuaux ordinaires qu'on dit fe trouuer, nō pas comme ceux du Septentrion vers la Pruffe, qui font efpece de cerfs portant deux belles cornes ramees & plattes, qu'on appelle Ellend ou Alce: ains és deferts d'Ethiopie, & és enuirons du fleuue Hypafis aux Indes, comme auffi en Lycaonie, qui ont le corps blanc & la tefte rouge, lefquels font accufez d'vne abominable ialoufie enuers leurs faons propres, en ce que foudain qu'ils naiffent, fi la mere n'eft diligente de les cacher pour quelques

Pausanias. Pyrrhus.

Garcia lib. 1. c. 14.

Varro.

Plin. li. 8. c. 30.

ques iours loin de la veüe du pere, il leur ar-
rache à belles dents leurs poures petits geni-
toires, d'apprehenfion que deuenus grands, Alb.m. lib. 22. c. 1.
ils ne viennent à couurir leur propre mere:
ayants au refte lefdites beftes cela de propre
fe voyás pourfuiuies, que de lafcher leur excrement contre les mufeaux des chiens qui
les pourfuiuët, qui eft d'vne odeur fi fuafue,
que de plaifir les chiens s'y amufent, & ainfi
ladite befte a cet aftuce de prendre fon téps,
& paffer carriere d'vne courfe merueilleufe-
ment vifte;car en courant elle prend haleine Ier.c.1.
comme il eft remarqué aux Sainctes Lettres,
lefquels, au refte ont vne feule corne au frôt,
grande d'vne coudee & demie, blanche vers
la racine, vers la pointe de couleur de pourpre,& vers le milieu , entremeflé de couleur
noire. *Syluectres afinos equis magnitudine nou in-* Aelian. lib.4.c. 51.
feriores,apud Indos nafci audio, cornuq; in fronte ge-
rere,cuius fuperius puniceum,inferius album, medium
verò nigrum.

De laquelle les Indiens out accouftumé Apoll. Th. lib. 3.c.1.
de faire des taffes referuees pour les feuls
Rois de telles contrees, affermans que qui y
boit ne fentira de tout ce iour là aucun mal,
voire aucune douleur des bleffeures. Et qui
plus eft, par ce moyen on eft preferué des

des maladies incurables, des venins & de le-
pilepsie, à ce qu'ils disent. *Ex hoc cornu biben-*
tem ab insanabilibus morbis, tutum fieri neque eum i-
psum conunlsionibus corripi, neque sacro morbo ten-
tari, neque venenis vllis, ferunt.

Tertiò, il y a de bœufs, ce dit Pline, & de
vaches selon Cardan en Ethyopie, qui sont
Vnicornes, portant vne corne longue d'vn
pan ou d'auātage, & courbée sur le derriere.

Quartò, Ælian rapporte qu'ez Indes il y
a des cheuaux armez d'vne seule corne, de
laquelle faisant des tasses à boyre ceux qui
s'en seruent sont garantis de toute sorte de
poysons & venins, quand mesmes on en auroit ietté dans lesdictes couppes.

Terram Indiam Equos vno cornu præditos pro-
creare ferunt, quorum è cornibus pocula conficiunt
inque venenum mortiferum coniectum si quis bibe-
rit, nihil graue patietur.

Qartò, Theuet, & apres luy Paré en ses
œuures nous representent vn animal Am-
phybie, appellé Camphurc, ayant quelque
rapport aux cheuaux ordinaires, hormis que
les pieds du derriere sont faicts comme ceux
d'vn oye, qui est au reste armé d'vne tres-
belle & seule corne sur la teste.

Sextò, il y a de cheureuils & des cheures
qui

Marginalia:
Ælian
lib. 4. c.
51.
Plin. lib
8. c. 21.
Card.
sub. lib.
10.

Ælian
lib. 3. c.
39.

Theuet,
lib. 12.
tom. 1.
c. 5.
Paré de
Ven. lib.
21. c.
50.
Aristote

qui portent vne feule corne. Car l'orix d'E-
gypte, efpece de cheure fauuage eft vne efpo-
ce de Monocerot ou Vnicorne, & le Cheure-
uil Gadderin des Indes qui porte la mufc, de
mefmes, felon Ariftote, Mathiole & autres.

Septimò, Theuet en fa cofmographie recite qu'en Finlandie il y a vne forte de Ran-
gifer demy cerf & demy cheual qui eft pareillement Vnicorne, & qui eft vne befte forte & grandement puiffante, d'où vient qu'on
l'employe à l'attelage des chariots & des
charrettes, & qu'elle a efté ainfi appelee, cur
Ranger, en nordt Vvege, fignifie attelage.

Finalement, la huictiefme & derniere befte Quadrupede Monocerot ou Vnicorne,
eft celle qu'Ælian rapporte s'appeller aux Indes Cartazonum, & par le vulgaire en France, en Italie, & en Espagne, Lycorne, à d'endroit de laquelle feule priuatiuement à toutes les fufmentionnees, l'vfage a preualu en
telle forte qu'on n'entéd à prefent pour Monoceros ou Vnicorne qu'icelle feule, en confideration des grádes, rares & extraordinai-
res proprietez qui font attribuees à fa corne.
A l'hiftoire de laquelle particuliere, il faut
que maintenant ie m'arrefte, delaiffant à vn
autre occafion les fufmentionnees.

B

libr. 2.
hift. c. 8.
& de
partib.
an. lib.
3. c. 2.
palefch
in Plin.
lib. 11. ç.
50.
narleãs
fur lor
de Iufti-
ce folio
560.
Ma-
thiole.

Pour reprefenter & dire, fatisfaifant au fe-
cond article, Que cefte rare & admirable
befte, felon Pline apres Crefias, eft d'vne forme & figure fort diuerfe & eftrange. Car de
corpulance ell' eft comme vn cheual, de crin
comme vn lyon, de la tefte comme vn cerf,
des pieds côme les Elephâts, & de la queuë
comme les fangliers ordinaires, portant au
beau milieu du front vne corne de forme
diuerfe, affauoir felon quelques vns, de couleur bay obfcure, ou de couleur d'yuoire &
lyonnée, ou felon d'autres de couleur
noire & contournee en quelque maniere, finiffant neantmoins en pointe fort aiguë.
Inter fupercilia cornu vno eodemque nigro, non leui
quidem fed verfuras quafdam naturales habente, at-
que in acutiffimum mucronem definente. S'accordâs
neantmoins tous en cela que les cornes des
Lycornes font prefques toufiours longues
d'enuiron de 2 coudées, droittes en haut ef-
leuees en telle forte que cefte befte femble
en eftre grandement fuperbe & belle. Et ainfi Louys Bartheme & Cadamofte recitent
d'en auoir veu deux viuantes, l'vne, chez le
grand Seigneur en la Mecque, & vn autre au
palais du grand Cham de Tartarie, qui à raifon de leur corne ne pouuoint pas paiftre à
terre

Plin. li
8.c. 21.

Ælian.
Paul. Io-
ue hift.
lib. 8.
Boetius
de lapid
raullo-
ue.
Baccius
Pline
Munft.

Aelian

Terre, ains tiroiẽt le foin des ratteliers, parce que leur corne les empeschoit d'incliner
la teſte dans les creſches, comme eſtans fort
longues & droittes. Voila pourquoy le Prophete Royal Dauid en ſes Pſeaumes, à propos de la beauté de la corne de la Lycorne
droitte & haut eſleuee, eſperoit que Dieu
releueroit ſa dignité Royale comme à la Lycorne, ſa corne vſurpat en ceſt endroiĉt l'appellation de corne pour couronne,

Et exaltabitur ſicut Vnicornis cornu meum & Pſalm. 91.
ſenectus mea in miſericordia Vberi. Deſquelles
Lycornes au reſte on recite qu'elles ſe veau- **Paul**
trent ordinairemẽt de meſmes que les pour- **Venet.**
ceaux dans la fange & vilenie, qu'elles hur- **lib 3. c.**
lent hydeuſement, & qu'elles ſont de meſ- **15.** **pl. l. 8.**
mes que les lyons des plus fortes, ſauuages & **Card.**
furieuſes beſtes qui ſoit au monde, eſguiſant **Baccius**
leur corne de meſme que le Rhynocerot cõ- **de Vni-**
tre les pierres pour la rendre plus perçante à **cornu.**
l'endroit de tout ce qu'elles rencontrent :
d'où le Prophete Dauid print occaſion de
prier Dieu qu'il le garantit de la gueule des
lyons & de la force des Lycornes. *Saluum me* **Pſalm.**
fac ex ore leonis, & à cornibus Vnicornium humilita- **21.**
tem meam.

Ce que ſemble confirmer Eſaye, qui pour

menacer les Assyriens, & ceux de l'Idumée de la furie des Lycornes, disoit en propres termes. *Et descendent quoque Vnicornes cum eis. & iuuenci cum robustis tauris.*

Esaye c. 34.

Et en Iob, chap. 39. il est dit sur la force de la Lycorne.

Te firas-tu en la Lycorne, pour autant que sa force est grande?

lib. proprio de Vnicornu part. 2. fol. 72.

D'où vient, ce dit Andreas Baccius qu'on a appellé cet animal en France & en Italie Lycorne: car ça esté comme pour dire Lyōcorne, non pas pour auoir le crin semblable à celuy des Lyons ordinaires, ainsi que quelques vns pensent: mais bien d'autant que ceste beste est forte sauuage & furieuse de mesmes que les Lyons, comme i'ay desja dit, ausquels pour ce regard elle se rapporte, ayant cela de propre, tout ainsi que les cygnes, d'aymer ses petits d'vne passion extraordinaire, comme le susdict Prophete Dauid s'éble le dire en ses termes. *Et comminuet eas tanquam vitulum Lybani, & dilectus quemadmodum filius vnicornium.*

Boetius de lapidibus. lib. 2. c. 244.

Psalm. 29.

Lesquelles au reste on trouue en trois parties du monde: Asçauoir aux païs des Negres en Ethyopie, selon Cadamoste, disant qu'vn esclaue de ses côtrees l'auoit asseuré

Cadamosta. Paré. Cardā.

seuré au Roy de Portugal, en la presence
de Pierre de Syntre.

Secundò, selon Barthemse en quelque
endroit du nouueau monde, & assauoir à
Garaian, Basman & Lambry, Isles de
Iaua, ez Indes Orientales, selon Paul de Ve- *Venetus lib. 2.c.14.*
nize, lesquelles se retirét aux desers dás de *Ælian.*
profondes, obscures, & plus inaccessibles *Boetius*
tanieres des montagnes parmy les crapauds *Paré.*
& autres insectes vilans & sales. Voyla pour
quoy on dit qu'ayant Alexandre le grand
debellé ces peuples, pour monstter qu'il
auoit acquis les Regions, où se trouuoient
les tant rares & merueilleuses Lycornes. Il *Baccius*
fit faire de medailles pour seruir à la posteri- *part. 2.*
rité de monnoye, & à luy de memoire de la *fol. 75.*
grádeur de ses armes sur lesquelles il y auoit
vne Lycorne, qui s'inclinát tout doucemér
benuoir du vin dans vn vase, & au reuers
estoit escrit en lettres Grecques, asçauoir au
langage dudict Alexandre, Nyzeon, ainsi
que le Duc de Ferrare faict monstre aux plus
curieux d'vne telle medaille qu'il garde cóme chose fort antique & remarquable, esti-
mant que ledit Alexandre aye en ce faisant
voulu dedier, offrir & consacrer la plus riche
& la plus rare chose du pays, assauoir la Ly-

corne à Bacchus, surnommé Nyzéen, à cause d'vne des principales Villes appellee Ny-
za qu'il auoit cõquise,& en laquelle cet Ido-
le estoit en singuliere reuerence.

Paul Io-
ne hist.
lib.18.
Amat.
in Diosc.
l.2:c:5:
Plin. h.
10.c.73.
Ausquelles susdites contrees, au reste, on
asseure d'auoir remarqué pour chose veritable, que lesdites Lycornes pressees de soif,
notamment ez plus grãdes chaleurs de l'an-
née, accourent vers les fontaines, qui en ces
regions y sont assez rares : là où elles trou-
uet multitude d'animaux de toute sorte, qui
souffrants vne soif fort fascheuse, s'arrestét
iusques a ce que la Lycorne vienne pour en
bboire la premiere, recognoissãs par l'instinct
de leur nature, que telles eaux ont esté infe-
ctees par les dragons & coleuures qui là se
trouuent en grandissime nombre, esperans
lesdites bestes qui attendent auant de boire,
que la seule Lycorne d'être tous les animaux
du monde pourra desinfecter l'eau, & leur
en laisser par apres le salutaire vsage, ce qui
aduient sans faute : Car la Lycorne descen-
dant à certains iours& à certaines heures, du
plus haut des roches, fendant courageuse-
ment la presse de ceste trouppe de bestes,
elle se fait faire place pour s'approcher
hardiment de la fontaine infecte, dans laquelle

inde mõ
stra. Pl.
l.8.c.16.

quelle trempant sa corne la teste baissee, &
brouillant l'eau auec icelle, soudain apres elle boit son saoul, de mesmes que les asnes &
asnesses du fin bout des leures, comme si elle ne desiroit que la superficie.   Puis tout à
l'instant tournant le dos à ceste multitude
de bestes qui auoint patiemment attendu sa
venuë d'vne vistesse incroyable se sauue &
se retire dās son accoustumee retraicte où
personne n'aborde d'où elle ne ressort que *Boetius*
tref-rarement, horsmis pour reuenir boire, & *de lapi-*
nullement pour s'associer auec d'autres be- *dibus.*
stes, non pas mesmes auec celles de sa propre
espece. Car hors de la copulation que Dieu
a ordonné pour la propagation de celles de
sa sorte, lesdites Lycornes sont furieusement
entagées les vnes côtre les autres, si que tref-
rarement en a-on rencontré deux aller ensemble: ains au contraire tousiours seules &
solitaires. Tout au contraire de l'aspic masse *Plin. li.*
qui ne quitte iamais sa femelle, & ne s'aban- *8.c.23.*
donnent point l'vn l'autre. Et voila ce qui
concerne le naturel de cest animal tant rare
afin de passer outre & parler de sa chasse:
surquoy ie trouue 3. opinions aucunement
differentes. La premiere, d'vn Roy d'Ethyopie, la seconde d'Isidore, & l'autre de Tzezes

qui viuoit en l'an de noſtre Seigneur 1176.
ainſi que le remarque Geſnerus.

Parè de
Veni.
21.c.52 Primò, Vn Roy d'Ethiopie en l'Epiſtre He-
braicque qu'il a eſcripte au Pontife de Rome, dit que le lyon craint grandement la
Lycorne, & quand il la void il ſe retire vers
quelque grand arbre, & ſe cache derriere,
lors la Lycorne le voulant pourſuiure, fiche
ſa corne bien auant dans l'arbre, & demeure
là prinſe, & lors le lyõ la tuë, puis on la trouue ainſi morte.

Alb.m.
Iſidore
lib. 12.
c. 2. E-
tymol. Secũdò, les 2. autres autheurs diſent qu'õ
prend & atarappe les lycornes, par l'aide &
induſtrie d'vne ieune fille pucelle qu'on ap-
poſe ſeante au pied des mõtagnes, où on pẽ-
ſe que telles beſtes ſe retirent : là où il aduiẽt
ce dit l'hiſtoire, que la lycorne flairant de
loin ceſte fille, & prenant ſa courſe d'vne furie appatente vers ceſte vierge, ſoudain que
elle l'aborde, au lieu que ceſte beſte doiue
mal faire, attaquer & deſchirer cruellement
ceſte fille ſuiuant ſa rage naturelle : au contraire ladite pucelle, auec les bras eſtendus
la receuant amoureuſement pour luy faire
Pyerius
in hyer.
lib.2. c.
vltimo. careſſes. Ceſte poure beſte incline tout doucement ſa teſte, & ſe couchant en terre poſe
ſon chef ſur le giron de ceſte fille, & prend

vn

vn singulier plaisir qu'elle luy frotte tout doucement le crin & la teste auec des huiles *Gesn.* vnguens ou eaux bonnes & soufflairantes, comme si elle le faisoit par amourettes. Surquoy ceste miserable beste s'endort, & se trouue saisie d'vn si profond somme, que les chasseurs là prez au guet, espians le signal que leur donnera la fille, ont force loisir de s'approcher auec liés & cordages pour *Pyereus.* la saisir & prendre : mais s'esueillant par la douleur des bandages, & se trouuant prinse, alors d'vne furie incroyable, comme si elle vouloit accuser la trahison de ceste Vierge, elle hurle si piteusemēt & de telle rage qu'ō *Pline.* ne la peut pas longuement entretenir en vie: Car de mesmes que l'oiseau Lygeppus dans Albert le grand qui se laisse mourir, soudain qu'il se void prins & mis en cage. Ainsi ceste Lycorne cest animal. *Furore, se videns vinci, se ipsum occidit.* *Alb.M. lib. 22.*

Que si par quelque grande diligence on l'en empesche pour l'heure, ce neantmoins pendant ce peu de temps qu'on la peut conseruer en vie, elle reste tellement farousche & indomptable, Que iamais on n'en a peu apriuoiser aucune, ainsi mesmes que Iob le remarque aux Sainctes lettres, disāt en pro-

Iobc.39 prestermes, la lycorne se voudra elle
Pyneda seruir, ou demeurera-elle aupres de sa
sur Iob. cresche.

Pourras-tu lier la lycorne de son lien pour
labourer ez rayes,

Rompra-elle les mottes de terre apres toy.

Gesner. Mais Tzezes contre ceste procedure asseure qu'au lieu d'vne fille vierge on peut sup-
poser vn ieune garço, pourueu qu'il soit ha-
billé en fille, &, qu'ainsi la chasse & la prinse
succede de mesmes. Et voila la contrarieté
desdites opinions concernans la chasse des
lycornes. Mais sur cest article, ie trouue que
la secõde opinion est accordee par plus grãd
nombre de notables personnages. Ce qui se
Baccius veriffie par quelques vieilles & belles tapisseries faictes ez regions Orientales, là où telles chasses y sont representees, non pas auec
des arçons, mais bien auec de filles pucel-
les comme ils le remarquent, *Ha lycornum,*
aiunt, pudicitiæ ita amantem esse, vtnon nisi puella
Pyerius. *Virginis ope capi possit.*

Par le moyen de laquelle chasse, à ce qu'on
raconte, on recouure les cornes de telles bestes, ou seroit qu'on en rencontrast par ha-
sard sous terre enterrees soubs le sable, qu'õ
presuppose auoir esté des lycornes mortes,
& desquelles les corps & carcasses par traict

de temps ont esté consommees , si ce n'est
que telles cornes encores se trouuét en chemin comme tombees des testes des Lycornes en certains aages, comme il aduient aux
Cerfs & aux Elephans suiuant quelques hy-
storiens qui le remarquent.

Paul Io-
ue lib.8.

Et ainsi est-il vray-semblable que non seulement les fragmens que plusieurs voyageurs transportent par le monde : mais aussi
les cornes des lycornes qui sont dans les
thresors & cabinets des Empereurs, des Rois
des Princes , & des Republiques ayent esté
trouuée en ceste maniere. Car le Pape au Va-
tican en a vne tres-belle toute entiere, le Roy
de Fräce à S. Denis , le Roy d'Angleterre à
Londres, le Roy de Pologne à Cracouie, le
gräd Duc de Florence, le Duc de Mantoüe,
les Venitiés qui la monstrent tous les ans au
peuple le iour de l'Ascension par magnificé-
ce. Ceux de Strrasbourg en ont aussi vne tres-
belle, hotsmis que par larrecin celuy qui l'a-
uoit iadis en garde en scia la pointe, dequoy
il fut chastié par iustice. Plus, le Seigneur
Marquis de Baden en a vne autre qui fut
trouuée soubs le sable pres la riuiere dite
Aru la en Suisse.

Gesne.
Paré.

Finalement i'oseray sans vanité , puis que

C   2

la verité est telle, asseurer, & dire que i'en
ay vne tout entiere, de longeur de cinq
pans, ou peu s'en manque, sinon de la grandeur & couleur de celles des susdicts Sei-
gneurs & Monarques, qui sont de couleur
d'yuoire, a tout le moings qui respond à la
vraye description, attribuée à la vraye Lycorne, par Pline ælian, Paul de Venize &
autres : Assauoir d'estre droitte, de couleur
noire, contournée iusques au milieu, & à la
cyme fort pointuë, ayant au dedans vne
moüelle qui ressemble à Yuoire, couuerte
d'vne escorce semblable aulard, suiuant le
vulgaire. *Interius velut eburneum nullis linea-
nis vndulatum, & in ambitu tamquam crassa cor-
tice linea circulari à reliqua partedirepto obualla-
tum quem institores inepta licet voce laridum
vnicornis vocitant.* Laquelle corne est vne
piece precieuse & importante, lesquelles diuersitez de couleur & de grandeur aux
cornes des Lycornes prouienêt de la diuersi-
té des regions où on les trouue, ou de diuers âges des bestes Lycornes qui les portêt
comme sera dit cy-apres aux côtradictions
suiuâtes, ausquelles cornes au reste les Medecins attribuent de vertus & de perfectiôs
incomparables, tant contre les venins que

contre

côtre la peste, & maladies côtagieuses. Voyla pourquoy Paul Ioüe disoit en propres termes loüant la corne de Lycorne. *Ad obtudëda hebetandaque venena mirificam habet potestatem,* à suitte duquel ce grand Fernel a escrit. *Cornu vnicornis omnium præstantissimum creditur cor tueri venenei vim obtüdere & pestilentium morborum sæuitiam lenire,* & Ioannes crato.

Annumerant in horum, alexi pharmacorum ordines vnicornu si haberi potest.

Et Henricus Dobbinus.

Vnicornu est cornu de monoceyotis animalibus contra quoduis venenum efficax antidotum, ideoque in febribus pestilentialibus datur, quia venenum à corde per sudorem extrudit & corroborat.

Ioubert parlant de la peste, escrit d'icelle en ces termes la vertu de la Lycorne n'a point esté cognuë des anciens Medecins, d'autant peut estre qu'ils ne l'auoient pas experimentée, ains les Medecins & plus recens l'ont trouuée fort cordielle, mesmes on asseure qu'elle resiste à tous venins indifferemment : Mais elle se peut employer les riches, comme remarque Gesnerus. *Monocerotis cornu hodie frequenter, vtuntur contra diuitum affectus pestilentes, aut venenosos.* Laquelle se peut employer, & mettre en vsa-

Fernel

Iohan. Crato.

Henricus Dob bin.

C 3

ge en trois manieres. Primse en substance
par la bouche. 2. En amulettes, & finalemét
en infusió dás quelque liqueur à ce propre.

Quád à la procedure des amulettes, on dit
qu'vne piece attachée à vn ruban, en sorte
qu'elle touche la poitrine, ou tenuë à la
bouche, que l'effect en est merueilleux &
vtile.

Marsil. *Vnicornu suspende collo, vt pectus tangat & etiam*
c.5. *in ore tene.*

Mer- Secundò on la peut prendre par la bou-
curial. che en poudre iusques à vne dragme. *Mono-*
Fuma- *cerotis vnicornisue frontis os, cornu ve, singula*
nellus. *die sumptum pondere 3. 1. pestis refrenat contagia.*

Apres encores parlant de la mesme pro-
Ander- cedure. *Cornu vnicornu ramenta ex vino pota va-*
nacus. *let ad venena pestilentiamque abigendum,* & à suitte
Holier disoit

Holeri°. *Bibatur ramentum monocerotis, ex aqua baglos-*
si,oxalydis, & arbuti, ou bien dans des eaux
Amatus cordieles, *in aqua nenupharis, acerosæ vel qua-*
Lusit.in *uis aliâ frigida exhibetur côtra pestem:* Mais la plus
dioscor. cômune vsance est de la faire tréper dás de
l'eau cômune, & en boyre d'ordinaire, lors
Vale- que l'occasion se presète. *Vnicornu intingatur in*
sius. *aquis quâdo debet sumi,quoniam deffendit cor à ve-*
neno, & à vaporibus venenosis Que si on la fait
infu-

infuſe dans d'eau commune i'aduertis ceux
qui preſtent courtoyſement leur fragmans
de Lycornes pour en tirer l'infuſion à boire.
comme à Paris celà eſt ordinaîre, ainſi que
Paré le remarque. Qu'on ſe garde de la faire
bouillir, ou de la laiſſer infuſer dans d'eau
chaude:car par le moyen d'vne telle chaleur
on lui emporte aiſément la proprieté & la
vertu que peut contenir ſa ſubſtance. Et ainſi elle eſt par apres aucunement inutile, au
contraire ſi on ſe contéte que l'eau ſoit froide,elle ſera ainſi de lógue duree:mais la cor- *Elicie*
ne de lycorne peut contenir toutes les ſuſdi-
tes rares vertus & perfectiõs; pourueu qu'elle reſpõde aux qualitéz qu'õ luy attribue, &
qu'elle ait les marques deſignees à la vraye
& legitime. Car il faut en premier lieu que
iettee dans l'eau, que d'icelle s'eſleuent de
petites veſcies luiſantes & belles comme fi-
nes perles.

    Secundò, que l'eau bouille viſiblemnt, &
que approchant l'oreille côtre le verre plain
d'eau dans lequel ſera ladite corne que l'on
entende l'eau bruire & grignotter dans le
verre.

    Tertio,on dit que la bonne & recentement
arrachee de la beſte,doit de meſmes que le

le byfont taureau de la Lytu: n'e, felon Laurentius Surius Cartufian', auoir fur le feu quelque odeur mufquée contre l'ordre de toutes les cornes du monde, qui font en les bruflaht fœtides & puantes.

Quartò, quelques vns affeurent que fi on approche de la Lycorne, quelque poyfon, ou vn araignée, vn crapaud, vne vipere, ou autre femblable befte venimeufe, que la befte creue & meurt, & ladicte corne fe rend moytte, & fuë comme fi elle auoit efté mouillée.

Paul Ioue, lib. 8. Voylà pourquoy les Princes & les Monarques en doiuent faire mettre au milieu de la table auant toutres chofes, pour defcouurir par ce moyen la qualité des viandes & alimens qu'on leur prefente, d'autant que s'il y auoit quelques mixtion enpoyfonnée, on verra que ladicte corne de Lycorné fuera, & fe rendra comme moytte, ou bien fi on pouuoit en faire faire de couppes à boyre, ce feroit vn preferuatif admirable, par ce que la boyffon qui aura trempé dans Andr. Bac vn tel vafe, fera vn admirable & infaillible antidote & ainfi le Duc de Mádozze en Efpagne en avne couppe pour boyre, qu'il eftime la plus precieufe chofe qui foit au monde pour

de pour se garantir des venins, poysons ou maladies contagieuses. Finalement quand à la couleur & forme externe que doit auoir vn fragment de corne de Lycorne, les vns disent que la couleur doit estre comme l'Yuoire, d'autres de couleur noyre, & que le dehors doit estre poly, ou selon d'autres rude, & aptes encores que les veynes du dedans doiuent estre en cercle, & d'autres qu'elles doiuent estre du long de la piece: Mais à vray dire quand à ce dernier article, il est fort indifferent de s'aretter à la couleur & à la forme, car selon l'aage de l'animal, les regiõs ou on les trouue, & le têps qu'on a gardé ces fragmens de corne, tout cela peut estre cause qu'elles sont de differente couleur & forme, si que pour passer outre au troisiesme article, concernant les obje- **Obie-**
ctions qu'aucuns proposent contre la Ly- **ctiõs.**
corne. Ie rapporteray ce qu'on en recite, pour suiure l'ordre proposé au commence- ment de cet œuure. Pour à quoy satisfaire, ie supplieray auant toutes choses ceux qui liront ce liure, de ne condemner pas trop promptement l'estre & l'excellence de la Lycorne, quoy qu'il y aye quelques diffi- cultez qui en puissent esbranler la creance:

D

Paré
des ve-
nins,
lib. 12.
c. 47.
Ctesias,
& He-
rodote.
André
Marin
Venitie
de fal-
sa opi-
nione
vnicor
nu.
Paré de
ven. li.
21. c.
47.

Car à la fin de ce discours, on iugera perti-
nement de la nullité de toutes les objectiōs
alleguées contre icelle. Vous disant pour
commencer, en introduisant ceux qui de-
nyent la verité de ceste rare & precieuse beste, dite Lycorne.

Primò, que le seul nom de Ctesias, duquel Pline a tiré l'hystoire principale de ceste beste, faict iuger que tout ce qu'il en a
dict n'est qu'vne pure fable, par ce qu'il est
recogneu du nombre de ceux la, qui pour
acquerir à qnel prix que ce feust, quelque
espece de renommée au monde, ont entreprins de descrire beaucoup de choses extra-
uagantes & estranges, quoy qu'ils sceussent
quelles feussent fauces & fabuleuses. Et ainsi on trouue le liure de l'asne d'or d'Apulée
des Syrenes d'Homere, des Harpies de Vir-
hile, de la Chymere, du Mynotaure, de
l'Hyppppogriffe, & d'autres semblables
fantaisies, & de faict le dict Ctesias aprinsla

Vn seul
Odippe
en en-
doit le
iargō de
ce mon-
stre.

hardiesse de vouloir faire croire au monde
des pygmées, des pegases, ou cheuaux
aislez, des sphynges, monstres estranges à
Thebes, qui auoient la teste & les mains
comme vne fillele corps comme celuy
d'vn chien, les aisles cōme les oyseaux,
la voix

la voix de l'homme, les ongles comme les
lyons, & la queue comme les dragons qui
ne feurent iamais en la nature. Voyla pourquoy Aristote appelloit ledict Cresias autheur de peu d'estime, & Brodeus parlāt de
luy le qualifie vn autheur plain d'imposture. *Vanissimus, homo, pygmæos, sicæ genopadas pegasos, sphynges impudēti mēdacio posteritati tradidit.*

Arist. dhist. lib.8.c. 28.
Brodœus. lib.5.
Paré de venen. lib. 21. c. 28.

De sorte, disent ceux-cy, que tout ce
qui se trouue descrir, ou allegue par cet
autheur de la Lycorne, ne peut ou ne doit
estre estimé, que comme vn mensonge ou
pure fantaisie. D'où vient qu'Ælian qui desiroit enttetenir sa reputation de meilleure
forte, disoit parlant de la Lycorne, on dit,
on recite, sans vouloir en son particulier
rien determiner d'icelle.

*Montes esse dicuntur in intimis regionibus Indiæ
ad quos difficulter eatur, in quibus monocerotem
quem Cartazonum vocant numerant, eumque magnitudine ad confirmatæ ætatis Equum accedere dicunt, &c.*

Ælian. lib. 16. c. 20.

Secundò, il est absurde de faire force des
passages de l'Escriture Saincte pour prouuer qu'il y ayt des Lycornes au monde,
d'autant que dans les sainctes lettres, il ne
se parle du tout point de Lycorne, qu'on

appellé Cartozonu ains du monocerot, &
vnicornu, que les Hebreux ou Caldeens
appelloient Reem, ou Reemin, qui sont
noms & appellations de genre, & non pas
d'espece, comprenant comme i'ay dit sept
sortes de diuerses bestes quadrupedes, outre la Lycorne qu'on veut figurer d'estre au
monde, que si en quelques Bibles François-
on a tourné ce mot Monocerot, Vnicorne,
Reem, ou Reemin en Lycorne, ça esté
pour s'accommoder à l'vsage & au vulgaire : Car au Grec & au Latin, il n'y a que
Monoceros, & Vnicornu, qu'on peut ada-
pter à d'autres bestes, & de faict sainct Ie-
rosme, fort expert en ladiction Hebraique,
a interprete souuant le Rhynocerot pour
Reem, ou Reemin, comme au d'Euteron-
nome. *Quasi cornua Rhynocerotis, cornua eius.*
De maniere disent ceux-cy, que mal à propos on s'ayde des saincts passages, pour l'a-
proprier à la Lycorne fabuleuse.

Tertiò, n'est-ce pas vne description ridicule, d'alleguer que ceste beste se rapporte
en ses parties à cinq diuerses bestes ensemble, chose impossible. Car il faudroit que
les cheuaux, les lyons, les cerfs, les elephants
& les

Mari-
nus.

& les fangliers, cohabitaffent neceffairemēt
enſemble auec vne feule femelle pour en
gendrer la Lycorne, & que leurs diuerſes ſe-
mēces concouruſſent dans vne meſme ma-
trice, Cela eſt abſurde, parce que ores le leo-
pard ſoit engendré du pard & de la lyonne,
les mulets d'vne iument & d'vn aſne, le bar-
dot d'vn cheual & d'vn aſneſſe, les iumarts
iarrots ou beſſes, d'vn taureau & d'vne iument, le meſtys, d'vn loup & d'vne chienne,
le dragon volant d'vne louue & d'vn aigle,
le ginet, d'vn chien & d'vne chatte, & ainſi
pluſieurs autres que les Latins appellēt Hy-
brides.   Ce neantmoins, il ne peut eſtre de
meſmes au faict de la Lycorne: car vn ſeul
maſle auec vne ſeule femelle, quoy que de
differentes eſpeces, peuuent bien engendrer
vne troiſieſme beſte qui ſe rapporte à l'vne
& à l'autre : mais de dire que quatre beſtes
diuerſes puiſſent paiſiblement cohabiter enſemble, & en engendrer vne ſixieſme qui ſe
rapporte à toutes & qu'elle ne ſoit pas mon-
ſtre, ains ordinaire comme la Lycorne, cela
eſt abſurde.

   Quarto, pourquoy eſt-ce que les autheurs
ſeroint diſcordans entr'eux, tant ſur le ſub-
iect de la figure de la Lycorne, que ſur la cou-

Paré
de ven.
c. 21.
lib. 48.

leur & figure de la corne , car les vns difent
que le crin est comme d'vn lyon, les autres le
denient, Pline la defcript d'vne façon, Ælian
d'vn autre, & les voyageurs d'vne differente
forme. Paré recite que Louys Paradis Chy-
rurgien François, au retour d'vn fien voyage
affeure d'en auoir veu vne viuante en Ale-
xandrie d'Egypte y emmenee d'Etgyopie,
qui eftoit de figure comme vn leurier d'attache. Et ainfi de la corne, car les vns difent
qu'elle doit eftre fort. groffe & longue, comme celle qui eft à S. Denis,& de couleur d'y-
uoire bayobfcure, les autres qu'elle eft noire
& canelee iufques au milieu, puis poinctue,
& de deux coudees peu moins ou peu d'a-
uantage. Certes, fi tels animaux eftoient en
la nature , on s'accorderoit de toutes ces
chofes: Voila pourquoy il y a apparence qu'õ
a abusé les autheurs, qui ont creu trop lege-
rement ce qu'ils entendoyent reciter &
dire.

Quinto, qui auroit empefché iadis les Romains d'emmener des lycornes viuantes à
Rome lors qu'ils y fefoient monftre & para-
de publicque d'vne multitude de beftes fauuages & eftranges, pour furhauffer la magnificence de leurs Triomphes, puis que le
voyageur

voyageurs asseurent d'en auoir veu de viuã-
tes en la Mecque & en Tartarie. Nous lisons
que Diocletian, & en suitte Gordian , comme plusieurs autres Monarques de Rome,
apres auoir subiugué les Perses & autres na-
tres nations estranges , firent conduire des
lyons des ours , Rangiferes, Chameaux, Elephans, Ellends, Crocodilles, Hyppapotames
Porcs-espics, Pantheres , Tygres , Leopards,
Hyænes, Chamelopardes, Rhynocerots , O-
nagres , des Cheuaux sauuages & semblables : mais de l'imaginaire Lycorne, il n'en
fut iamais chez eux aucune memoire, seroit
il bien possible que leur grãdeur ait esté bor-
nee iusques là, q̃ de n'e pouuoir auoir eu aucune notice, ou qu'ils l'ayent mesprisee, puis
que c'estoit vne beste si excellente , & dont
la reputation deuoit estre rocognuë pour v-
ne chose d'vn prix inestimable. Non certes,
il n'y a iamais eu Lycorne au monde , puis
que le puissans Romains ne la cogneurent
oncques.

Sexto, quelle excuse pourroit alleguer A-
ristote s'il reuenoit au monde, d'auoir escrit
l'histoire de tant d'animaux & beaucoup
moins importans & rares , pour ne dire rien
de la Lycorne : luy qui a la faueur du grand

Alexa-

Alexandre. Son Maistre a eu la cognoissance
des raretez du monde, & qui par exprés a-
uoit dompté les Indes où se trouuent les lycornes, suiuant ce qui a esté rapporté de ses
medailles dediées au Dieu Bacchus ou
Nyzeen. O! que tels recits sont fabuleux &
ridicules. Car pour respondre à telles medailles, il est absurde de dire que ce Prince
aye voulu consacrer cest animal à Bacchus,
parce qu'il se trouuoit en la contrée où on
l'auoit en reuerence. Nény, mais plustost A-
lexandre le Grand le vouloit designer par la
figure de cest animal, portant diuerses for-
mes, & vne corne seule, pour dire que sa seule couronne auoit dompté force diuers peuples & sauuages, & qu'ils estoyent soubmis à
son obeïssance, & la lycorne estoit figurée
beuuāt du vin, inclināt sa teste dās vn vase
dedié à Bacch°: pour par ce moyē attirer les
habitans de telles cōtrees qu'il auoit cōqui-
ses, leur voulāt faire entēdre, que quoy que
grand Prince & estranger de leurs contrées,
il se soubmettoit neātmoins volontaire-
ment à faire des sacrifices à leur Dieu Bacchus comme ils auoyent de coustume de
faire. A quoy, sans doute, les Brachmanes &
Philosophes Indiens l'induisirent, com'me
aussi

auſſi de faire quelques honneurs & ſacrifi-
ces à Hercules, & par telles ſouppleſſes s'accommoder à la Religion & culte des natiõs
qu'il auoit ſubiuguees, afin de pouuoir tant
mieux & plus doucement acquerir leurs af-
fections & ſeruices. Eſtant certain que ſi telles medailles euſſent deu ſeruit de monnoyo
à tels peuples que les lettres n'euſſent pas
eſté Grecques, ains en langage de leur
contree.

Septimò, quelles folyes, diſent encores
ceux-cy de croyre qu'il y ayt vne beſte, qui
pour ſe rapporter au farouche & furieux
naturel des lyons, doiue eſtre appellée Lycorne, ou Lyoncorne: Car pourquoy non
pas auſſi toſt loup-corne, tygre-corne,
hyæne-corne, panthere-corne, & ſemblables qui ſont pour le moins autant furieuſes, fortes & puiſſantes que les lyons
ordinaires. Non certes, l'opinion qu'on a
de l'etymologie, pour ce regard n'eſt pas
ſouſtenable.

Pour vn huictieſme, que l'eau que la Lycorne cerche pour boire ſoit vn eau infectee
par les dragons & pat les couleuures. Cela eſt
pareillement ridicule: car en ce diſant deux
abſurditez s'enſuiuent. La premiere, d'autãt

E

creuin que les dragons ny les coleuures n'ont pas
leur souffle & haleine virulante pour estre
mortelle & venimeuse, ouy bien le basilic,
les aspics, dipsades, crapauds , salamandres,
les catoblepes , la torpille & quelques peuples de la Scythie appelles Thybiens , comme Bodin en son Theatre de nature le rapporte à cause des viandes pourries & corrõ-
pues qu'ils mangent, de mesme qu'il aduint
à ceux qu'on auoit nourri de cygue, d'araignes & semblables vilenies , pour tout à
dessain, procurer par leur haleine la mort de
ceux qui s'en approchent, comme il aduint
d'vne fille nourrie de Napellus pour faire
mourir le grand Alexãdre, & de la fille d'vn
medecin qui en ceste maniere deuoit tuẽ
Ladislaus Roy de Naples. Et l'autre absurdi-
té est, que ores tels animaux mentionnez en
l'histoire de la supposee Lycorne eussent le
souffle & la respiratiõ de l'haleine & virulãte;
ce neantmoins ils ne pourroyẽt pas en beuuant infecter l'eau de laquelle ils boiuẽt, par
ce qu'en tã   l'inspiration & attraction
au dedans se fait par l'action du boire : mais
le venin qui se communique de l'animal se
fait par expiration & par le souffle au dehors
de la beste : car l'expiration cesse en ceste
pro-

in Nica-
drum.

libr. 3.
sect. 19.

Ioub. de
peste.
Alb. M.

Ioub. de
la glose
sur la
Theriaq
Dioscã-
nicul.

procedures de boire, par lesquelles raisons
on void que le recit qu'on fait de cest animal
est faux & imaginaire.

Nonò, quand ainsi seroit que l'eau eust e-
sté infectee, par quelles voyes pourroient les
bestes auant de boire, recognoistre que ladite eau est infectee, & que la Lycorne seule
soit si deffectueuse en ses perfections de l'i-
gnorer puis qu'elle en boit la premiere.

Les Medecins & Apoticaires sont bien
empeschez de recognoistre les poisons mes-
lees, soit lors qu'elles sont cōposees des mi-
neraux des vegetaux, ou des parties d'aucunes bestes, & on soustiendra qu'vne multitude d'animaux irraisonnables & brutes ayēt
ceste cognoissance, horsmis la seule Lycorne qui imprudemment en vient aualer &
boire, cela est ridicule. Que si on replique
que cest animal par la proprieté de sa corne
en brouillant l'eau tāt soit peu la desinfecte.

A cela, il faut respondre que par vn si
petit espace de temps que la Lycorne y trē-
de sa corne, l'eau ne peut pas estre si promptement corrigée, il faudroit en tout-cas
que la corne y infusast quelques heures. Et
d'ailleurs, il est necessaire que le correctif
de quelque matiere mortelle & venimeuse,

E 2

ſoient de qualitez contraires entr'elles , &
ainſi les trop chaudes & caulticques doiuét
temperer, les choſes froydes & humi-
des. Or le venin que peuuent auoir ietté les
dragons & couleuures dans l'eau ſus men-
tionnée , ne peut eſtre que d'vne qualité
chaude & bruſlante, & la corne comme
fœtide n'eſt que chaude & ſeiche , ſi que ce
ne ſont pas de qualitez contraires à celles
des dragons & couleuures: Car la ſeule eau
cōmune en ce cas ſeroit du tout preferable,
comme froide & humide. Et ainſi il faut
conclure que le recit de la Lycorne eſt con-
trouué & imaginaire. Que ſi quelcun vouloit attribuer ceſte vertu à l'odeur du muſc
qu'on luy donne, cela eſt ridicule: car quád
cela ſeroit, ce que non, par ce que toutes
cornes puēt & ſont fœtides, cela eſt infaillible ? comment par l'odeur du muſc corriger vn eau virulante, puis que le muſc meſmes n'a pas la puiſſance de ce faire,& moins
encores ce qui n'en retient que l'odeur &
l'apparence.

Pour vn dixieſme, pour quoy eſt-ce
qu'on a allegué que la Lycorne ne boit que
du bout des leures, comme les aſnes ? Qui
a eſté ſur le lieu pour eſpier ceſte procedure?

à la

à la verité on accumule de choses friuoles,
les vnes sur les autres. Pour vne vnziesme
contradiction à la Lycorne. On dit que la
beste est solitaire & sauuage, hayssant non
seulement les autres animaux, mais ceux de
son espece : donc la race en seroit aisément
perduë, & faudra dire que comme le phœ-
nix, que c'est vne pure fable : Mais passons
outre à combattre les nyaiseries qui se ra-
content de la chasse qu'on faict d'icelles, de
dire que le lyon craigne la Lycorne, & qu'il
se cache derriere l'arbre. Comment ie vous
prie pouuoit ficher la corne dans la substance de l'arbre, côme si c'estoit vne matiere molle ? Et si les arbres sont si tendres,
comment y demeure-elle attachée par sa
corne ? Non certes ce sont de fables, de
mesme que les allegations suiuantes, sur ce
qu'on allegue qu'elle accourt vers la fille
qui doit estre necessairement Vierge:
Car contre cela pour vne objection douziesme, comment & parquelle voye ie vous
prie peut auoir la Lycorne cognoissance de
la virginité de ceste fille ? Ne sçauons nous
pas & les Medecins, auec les sages femmes, ac-
cordét que c'est vne chose nô seulemét mal-
aisée, mais impossible de recognoistre : n'est-

il pas escrit aux sainctes lettres, qu'être qua∫-
tre cho∫es incogneuës à l'homme ; c'est de
juger ∫i vne fille est vierge. Voyla pourquoy
Annæus Robertus Aduocat tres-fameux,
conte∫toit viuement l'in∫pection d'vne femme, qui ∫ou∫tenoit e∫tre vierge quoy qu'elle
eu∫t e∫té mariée quelques années , par ce di-
∫oit-il, que les preuues en e∫toëit entieremét
fallacieu∫es, ∫i que moins le pourra recognoi-
∫tre vne be∫te brute, pont au lieu de la deuorer luy faire de care∫∫es.

Pour vn treizie∫me, que veut dire que la
Lycorne ne de∫chire ce∫te fille ∫uiuāt ∫a rage
naturelle, ou qu'elle ne s'accouple auec elle, attandu qu'elle la reçoit auec tāt de mi-
gnardi∫es, & non pas s'endormir pres d'elle,
puis qu'il n'e∫t pas impo∫∫ible que les be∫tes
brutes ne violent la pudicité des femmes.
Nous li∫ons, & e∫t verirable, que les Satyres
qui n'ont e∫té autres que gros guenons, magots & Cinges , & outre ce les Ours , & iu∫-
ques aux poi∫∫ons me∫mes , ∫e ∫ont amoura-
chez des femmes, & les ont forcees cohabi-
tant auec elles par violence.

Te∫moin Fyorauāty qui fait de∫cendre vn
illu∫tre famille d'Italie d'vn poi∫∫on qui ra-
uit vne fille qui ∫e promenoit au bord de la
ma-

marine, d'où les defcendans font encores à
prefent appelez Li Marini. Theuet rapporte quelque chofe de femblable en fa Cof-
mographye. Guyon en fes leçons diuerfes,
allegue apres Iean de Barros, Chroniqueur
du Roy de Portugal, que ceux du Pegu &
Syam Regions des Indes Orientales, tien-
nent pour chofe certaine qu'ils font defcen-
dus d'vn chien & d'vne femme, allegans
que le pays eftant defert, par rencontre vn
nauire y aborda, & creua contre vne roche,
fi qu'il n'y refta autre creature viuâte qu'vn
chien & vne femme affez ieûne, qui engen-
dra vn fils par la copulation du chien auec
elle, lequel deuenu grand eut affaire auec fa
mere, d'où en fuitte naquit ce peuple, & de
faiét ils reuerent les chiens d'vne façon extraordinaire, en confideration de cefte Hyftoire.

Ælian faiét defcédre les Ophyogenes d'vn *lib.* 12.
dragon & d'vne femme. *c.* 39.

En Angleterre du temps d'Helifabeth,
on dit qu'vn lyon forcea vne fille fans luy
faire aucun dommage, & ce, prefent beaucoup de peuple, que fi on vouloit dire que
au lieu de s'édormir ell'en faiét de mefmes,
cela auroit plus de vray fembláce, & n'ob-
ftera

kera d'oppoſer que par la corpulence de ceſte beſte, il ne ſe peot faire qu'elle s'accouple
auec la pucelle comme peuuét faire les ours,
les chiens, les lyons, les magots, les cinges &
autres de moindre ſtature: car à cela ceux-ci
reſpôdent, qu'en cas la lycorne ſeroit amou-
reuſe de ceſte vierge, qu'elle ſe pourroit auſſi
proprement adioncer pour luy faire violence, comme feſoient faire les anciens barbares enuers les femmes Chreſtiennes par
leurs cheuaux propres.

Car ils attachoient les pauures creatures
toutes nuës & droittes contre les arbres, &
preſentoint à ces corps nuds, ceſte race che-
ualine qui ſe dreſſoient contr'elles, & les feſoient forcer, ou pluſtoſt les tuoyent par telles violances, comme cela ſe veriffie par les
ſculptures qu'on void encores à preſent pres
d'vn village dit Sainct Remy, nõ gueres loin
de la ville d'Arles en Prouence, là où en plai-
ne campagne y a des Pyramides & des arcs
triomphans ſculptez de telles figures, là où
par traditiue on aprend que les Barbares,
Mores & Sarraſins traittoient ainſi les pauures femmes Chreſtiennes.

Par le moyen dequoy on veut conclur-
re ſur ceſt article, que ſi la ſuppoſee Lycorne
aimoit

aimoit ceste fille, que sans difficulté au lieu
de s'endormir, elle vseroit de quelques autres violences sur sa personne.

Que s'il faut respondre à la portraicture
& outrages des vieilles Tapisseries où les l y-
cornes se trouuent : Il faut penser & croire
que ce n'estoit qu'vne allegorie, pour faire
voir que la chasteté & pudicité est si recom-
mendable que les bestes les plus sauuages,
mesmes au lieu de violer les Vierges, s'incli-
nent & se soubmettent à leur discretion &
obeissáce. Et ainsi fut adoucie la furie d'Hercules, la cruauté de Xenocrates, la Sapience
de Salomon, & plusieurs autres de grande
renommée.

En 13. lieu on dit que ceste beste se reco-
gnoissât prinse se tue: mais par quelle voye ie
vous prie, si elle est liee & garrottee, quels in-
strumés est-ce qu'elle employe, non certes,
disét ceux-ci, ceste histoire est insoustenable.

Mais contre le 15. article, pourquoy n'en
pourroit on pas rencontrer souuent, puis
qu'on sçait le moyen de les chasser & prendre, attendu mesmement que les voyageurs
en ont veu des viuantes, & que Paul de Venise dit qu'à Lambry des Indes Orientales il
y en a multitude: Car d'opposer le passage de

F

Iob en l'Escripture Saincte qui dit, qu'on n'e
peut appriuoiser aucune. A cela il y a double
responce. Primò, qu'on n'a qu'affaire de la
beste viuante, ains tant seulement de sa corne. Et apres il faut expliquer le dire de Iob
en ce qu'il parle de l'vne des autres bestes
vnicornes qui difficilement se pourroient
employer au labourage : parce qu'elles sont
de naturel sauuage : Et par ainsi on void que
la lycorne se trouuera fabuleuse.

A pres pour vn seiziesme, s'opposant à ceux
qui demanderont de quelles bestes dõc peuuent estre prouenues les belles cornes qui
sont dans les thresors des Rois & des Monarques qu'on appelle lycornes, droittes &
longues de 10. pans ou d'auantage, excedãs
en grosseur vers le bas l'ordinaire cuisse
d'vn homme & de couleur d'yuoire, ou les
moindres telles qu'est celle que i'ay recou-
uree, de couleur noire, droitte & fort poin-
tue. Ou bien on pourroit demander encores quelles sortes de bestes estoient celles
que les voyageurs asseurent d'auoir veu viuantes en la Mecque en Tartarie, & en Ale-
xandrie d'Egypte, qu'on appelloit lycornes.
A tout cela on peut respõdre, Qu'elles peuuent auoir esté ou des asnes sauuages, che-

uaux

haux indiquez de quelques autres Vnicornes & Monocerotes. Ou bien peut estre que telles cornes qu'on garde par magnificence, ont esté faites & façonnées par artifice de quelques habilles hommes qui sçauoyét ramollir & alonget les dents des Elephans, les *Paré.* cornes de Rhynoceror, de cheual marin , de Rohart qui est l'yuoire de mer , ou semblables. Car de nier que cela ne se puisse, ce seroit nier le possible , parce qu'il y a 5 . diuers moyens pour ce faire.

Belon l.
folio
77. en
Latin.

Primò, fesát boüillir l'yuoire dans vne decoction de soulfre & de cendres de coquilles, il se r'amolit & s'alonge.

P. de
Messie.

Secundò, le breuuage appellé zithum en fait de mesmes selon Syluius.

Syluius

Tertiò , fesant boüillir les os, cornes & dents dans la cire boüillante , ils r'amollissent.

Plin. li.
11.c.37.

Quartò, la decoction de la racine de mandragore en fait le semblable.

Diosc. l.
de man-
dragor.

Finalement, si on faict cuire vn gros pain & que tout chaud sortant hors du four, on le mi-partisse , & que de ces 2. pieces on enueloppe les cornes, elles se ramolissent. Et c'est ainsi que les voleurs desrobent souuent des bœufs & des vaches aux montagnes , leur

F 2

côtournant les cornes deuant derriere, afin
de les faire mefcognoiftre aux maiftres mefmes qui les cerchent par les foires, car ores
ils les rencontrent, les voyant & contéplant
difformes en leurs cornes, croyent que telles
beftes ne foient pas celles qu'ils ont perdues.
Que fi quelqu'vn demáde encores de quels
animaux peuuent donc proceder tant de
fragmens que les voyageurs portent par le
monde, qu'ils vendent pour cornes de lycornes qui font de couleur blanche , femblable
à plaftre, adherát côme bol à la langue & aux
leures, lefquels iettees dás l'eau font boüillir
& grignotter l'eau dans vn verre, voire mefmes prinfes par la bouche fuer laperfonne.
A cela on refpond que telles pieces , ou fragmans font , ou pieces d'yuoire, os de
rohard, ou quelque matiere factice , com-
pofée de chaux, & autres, ou bien de
dents de quelques beftes, qui ont longuement demeuré foubs terre, & en la fub-
ftance defquelles, quelque marne à concou-
reu, c'eft à dire quelque matiere tenant de
la qualité de la chaux, qui coule comme
laict par les veines de la terre, & qui rend
lefdictes pieces d'os ou dents, comme pieces calcinées. *Materiam proximam generationis,*
horum cornuum , margam vel margæ fpeciem effe

Boëtius.

exiſtimo , qud, dum lapideſcente & ſubterranea
aqua fluente irrigatur , vel ſoluitur, lactis inſtar fluis
per terre cauitates.

Boer. de
lapid.c.
242.l.2

Si que tels fragmens ne peuuent proceder
des cornes de Lycornes, bien que certains
Charlatans & coureurs les expoſent pour
telles, abuſans ainſi le monde.

In Turingia crebra inueniuntur cornua , etiam ali-
cubi ex terra prominentia , qua putant eſſe mono-
cerotis , & pro hac etiam vendunt aggreſt.

Libani⁹
in ſing.

Pour vn 17. de dire que la corne de Lycorne
face creuer les araignées, les crapauds & ſē-
blables beſtes venineuſes , cela eſt pareillement ridicule. Car ſion attache ces beſtes
pres de la Lycorne , enſorte que pour eſ-
chapper elles ſe demeinent ſi fort qu'en
fin elles meurent, cela eſt poſſible, non pas
par la proprieté de ladicte corne, ny moins
eſt-il vray que ſur la table , ou ailleurs,
preſens les venins ou poyſons , la corne
ſuë : Car de meſmes que les plats, ſalieres &
aſſiettes ſur la table ſe rendent moyttes par
les vapeurs de la viande chaude, ou comme les myroirs quand on ſouffle contre,
ainſi le ſouffle des ſerpens, des crapauds &
ſemblables contre la piece de Lycorne la
peuuent bien rendre moitte: mais que pour-

tant elle ſue, cela eſt inſouſtenable, & apres
encores, Toutes-les proprietez qu'on croid
eſtre en la Lycorne, ſont attribuées en la
corne du Rhynocerot, à celle de l'aſne ſau-
uage, du cheual indique & à quelques autres, Et ainſi il ſe peut faire ꝗ les cornes d'i-
ceux animaux ſoient vtiles : Mais non pas
que pour cela on doiue dire qu'il y ayt de
lycornes ſeparées des autres monocerots &
vnicornes en la nature, finalement pour
vne objection dix-huictieſme.

Par quelle raiſon attribuer à la ſeule corne de ceſte beſte tant de proprietez admirables, & non pas à ſes dents, comme à
celles des ſangliers, des crocodiles, des
elephans & autres, ou à ſes ongles, comme
à celle de l'alce, de l'aſne du mulet, & ſemblables? Ou bien pourquoy ne ſeront les
cornes des animaux ſauuages, comme de
Rhynocerot, Elephans, des ellends, des
taureaux, des cerfs, & autres d'auſſi gran-
grande recommēdation en medecine comme celle de la Lycorne imaginaire? Ou bien
encores, pourquoy non pas les cornes des
animaux domeſtiques? Et finalement, quelle folie ie vous prie d'attribuer plus de vertu
à la corne des animaux, lors qu'ils n'en portent qu'vne ſeule : car au contraire les cor-

nes accomplées, tesmoignent que l'animal
a plus de perfection & de vigeur que ceux
qui n'en ont qu'vne seule? De mesme comme il seroit absurde de dire que celuy qui
n'auroit qu'vn œil, ou vne iambe, seroit vn
homme plus excellent que celuy qui auroit
les deux parties: Ainsi il est absurde de croyre que les vnicornes soient preferables aux
geminées. Non certes, il y a force apparence, que ny les vnes ny les autres ne possedēt
aucunes proprietez au faict de la Medecine,
attendu mesmement que telles parties sont
fœtides & puantes, qui au lieu de profiter
au malade, infectent infailliblemēt les bonnes humeurs qu'elles rencontrent, de ceux
qui les prennent par la bouche, ou bien elles augmentent l'infection & pourriture de
celles qui causent les maladies. Arriere donc
l'vsage de telles vilenies, ayons plustost recours au musc, à l'ambre gris, aux drogues
acomatiques & agreables, que Dieu à don-
nées au mōde pour la guerison des maladies
& laissōs aux bestes leurs cornes qui leur sōt
dōnées pour leur tuition & deffence, & nullement pour seruir aux hōmes de remedes.

Et voy-la tout ce qui se peut dire contre
l'hystoire & l'estre de la Lycorne.

Mais à toutes lefdictes objections & contraires affez difficilles en apparence. Ie protefte de refpondre par rang & ordre ; & fouftenir au contraire, que toutes lefdictes allegations contre la Lycorne & autres font fallacieufes. Pour à quoy fatisfaire, & premierement à l'objection premiere, concernant l'Autheur Ctefias, allegué par Pline, fur le fujeé de cefte rare & precieufe befte. Ie dis qu'il y auroit quelqu'apparence de denyer la Lycorne, fi Ctefias ferouoit feul au monde, qui euft parlé d'icelle. Mais que peut on alleguer contre Alber le grand, Hidore, Paul Ioue, Braffauolas, Marfille, Pie. Gefnerus, Mundella, Mathiole, les Medecins de Rome, Foreftus, & autres grads Medecins qui en defcriuent les vertus & l'vfage ? Ne font-ce pas d'Autheurs irreprochables, joints à eux Paul de Venize, Bartheme, & Cadamofte, qui en ont veu de viuantes, & Finalement Andreas Baccius, Italien qui en a faiét vn liure, & Pline allegue Ctefias Mercurial, Ioh. Crato, Valefcus, Amat. Lufit Fomanelle, Andernacus, Holerius, Fernelius, Dobbin°, ne le font pas ny les autres, ayás recité l'hyftoire de ce rare animal de certaine fcience, que fi on veut

fçauoir

sçauoir l'origine des fables sus mentionnées, & des Enigmes alleguez cy-deuant, à propos de l'Autheur Cresias, ie dis que la comparaison n'est pas bonne. : Car nous trounous que par l'asne d'or d'Apulée, on a voulu descrire l'imperfection des hommes, qui souuent est semblable à celle des bestes brutes.

Par les Syrenes les flatteurs qui ne taschent qu'à tromper le monde.

Par les Harpyes la rapacité & Tyrannie des grands & puissans enuers les moindres. Et finalement les Nymphes, les Faunes, les Satyres & autres semblables denotent & marquent certains aduis pour se garder en la vie de ce monde. Au contraire de la Lycorne, de laquelle les autheurs en ont parlé hystoriquement, suiuant la cognoissance qu'ils auoient d'icelle.

Secundò, sur le subject des passage de l'Escripture saincte, ie dis que l'apparence est toute manifeste, qu'autre beste n'a iamais esté entenduë par Reem ou Reemin, Monocerot ou Vnicorne, que la seule Lycorne par excellence : Car qu'elle d'entre les 7. especes de quatrupedes monocerotes, est si furieuse & indomptable, qu'elle si belle

G

qui aye fa corne droicte & haute esleuée pour
faire desirer à Dauid que sa courône soit ainsi
si extollée, puis que par exprés par ceste appellation de Reem ou Reemin en la langue
saincte, elle semble estre designée. *Propter*
cognationem cum radice Rum quod est eleuare aut su-
blimem esse. Qu'elle d'entre les autre Monocerotes n'a esté nourrie & appriuoisée sans
grand difficulté dans les estables, au côtraire
de ladite Lycorne ou seroit que par vn extra-
dinaire rencontre on aye trouué de si tendres & ieunes faons, que par force on les
aye nourries & esleuées, comme pouuoient
estre celles qui furent veües en la Mecque
& en Tartarie. A la verité toutes choses
bien considerées, iamais dans l'Escriture
saincte il n'a esté parlé soubs le nom de Monocerot, vnicornu, Reem, ou Reemin, des
Rhynocerots, de l'asne sauuage, du cheual
ou bœuf d'Ethiopie & autres: ains de la seule, rare & merueilleuse Lycorne, de laquelle
il est question à cet heure.

Au 3 il est respondu sur l'objection propho-
sée, qu'étant de diuerses bestes, ausquelles la
Lycorne se rapporte, ne peuuent cohabiter
ensemble. Que telle copulation n'est pas

necessaire pour 2. raisons soustenables.

Primò, d'autant que par tels rapports ou ressemblances, il ne faut pas croyre que telles affinitez soient si exactes, que les traits & les lineaméts des Lycornes auec les autres soient parfaictement semblables pour inferer qu'elle ayt esté engendrée d'icelles. Nenny, cela seroit ridicule, car on entend que quelques parties de la Lycorne ont certains rapports & ressemblances auec les parties des autres bestes designées ; autrement il faudroit dire que l'elend le durau, & plusieurs autres bestes quadrupedes sauuages ne sont pas engédrées de leur propre espece, à cause qu'elles ont les parties de leurs corps de diuerse figure, se rapportans à delles de plusieurs & diuerses autres bestes, ce qui seroit absurde. Et ainsi le Tapyrassou du Bresil *Lhery* est demy Vache & demy Asne, le Castor *c. 10.* est moytié chien & moytié poysson, la chau- *fol. 152.* uesouris à les aisles d'oyseau, & le corps comme vn rat de terre, la manticora, le Cynge, la beste su qui porte tousiours ses petits sur son eschine, la beste du Bresil appellée Paresse, les Serpent Draconcalopedes, & quelques autres portent la face iustement comme vne jeune fille : Mais il ne seroit pas à à propos de dire que tels animaux ayent esté produits par des bestes auec des filles. Ie sçay bien qu'on a creu que les monstres marins, qui autresfois se sõt trouuez en Nortvuege, ressemblans à hommes & à femmes ayans esté engendrez de la semence des hommes qui se noyent en mer, lors que les nauires y font naufrage, & que tels hommes sont tout chaudement engloutis par des poyssons cetacées femelles, mais ores que ce soit vne fadese de penser ces choses. tousiours on reuiendroit là, que de soustenir que les hommes & les femmes les eussent engendrez auec des poyssons, ausquels ils ressemblent. Non certes, sur cela il faut croire que Dieu par telles productions estranges faict voir aux hommes sa puissance en la varieté de telles creatures Et ainsi il faut conclurre que ores la Lycorne soit de diuerse forme en quelques siennes parties, qu'elle ne reste pas pourtant d'estre engendrée de de sa propre espece.

Quartò, les autheurs sont discordans entr'eux, tant sur la figure de la beste, que sur le subiect de la corne : Hé, quoy ? cela jugera donc la difficulté proposée ? n'est il pas possible

Ronde-let.

Bou-guet.
c. 14.
fo. 8.5.
Guy-belet en ses discour Philo. 2.c. 18. fol. 212

blique à raison des diuerses regions, de diuers aages, & de diuerses saisons de l'an-
née que les mesmes bestes soient dissemblables entr'elles, ensemble les cornes,
comme par exemple, les moutons de Bar-
barie, les taureaux du Septentrion, les
chats de Rome, les chiens d'Afrique, les
chiens de Pologne & d'Angleterre, sont-ils
pas du tout dissemblables auec les mesmes
de leur espece?

Quintò, les vieux boucs sont-ils pas dif-
ferens des ieunes cheuraux? vn poulain d'vn
vieux cheual?

Finalement, l'Erminum selon Albert le
Grand, espece de Mustelle, n'est-il pas blanc
en hyuer comme neige? & en Esté iaune?

Rondelet remarque que le poisson, maque-
reau, dit Scombros, a le dos dás l'eau, de couleur de souffre, & dehors quand il est mort
de couleur bleuë. Scaliger rapporte certaines cheures iaunes en Esté, & en Hyuer cen-
drees. L'animal Abydes, se trouue dans l'eau _Alb. m._
d'vne couleur, & sur terre d'vn autre: au Bresil il y a vn oiseau appellé Guara, semblable _Ioseph à_
au Merle, qui est á ieuné á son plumage blãc, _Costa._
quand il s'aduance en aage, il deuient gris, & _Dies ca-_
en vieillesse il deuient rouge comme pour- _nic. de_
auibus.

G   3

pre, le Cygne fort ieune, est noir ; puis il ac-
quiert la couleur blanche, au cōtraire, le cor-
beau estant ieune il est blanc, & à la fin il deuient de couleur noire, l'Yuoire d'vn ieune
Elephant est iaunastre, d'vn vieux de couleur noire, les cornes des ieunes cerfs sont
tendres & polies, & des vieux, dures & rab-
boteuses.

Par tous lesquels exemples ie veux dire,
qu'il peut estre ainsi de la couleur des cornes
de Lycornes, en ce que les autheurs sont di-
scordās, pour en auoir veu de diuers pays, ou
de diuers aages. Et ainsi ie soustiens & croy
quant à moy pour chose certaine, que celle
qui appartiét à nostre Roy à Sainct Denis en
France, qui est belle & lōgue, de couleur d'y-
uoire ou iyonnce, peut auoir esté d'vne belle & grande lycorne en son aage parfaict,
trouuee dans des regions Orientales, là où la
chaleur du Soleil ne cuit & ne noircit point
les habitans, ni les cornes des bestes. Au contraire, celle que i'ay, & qui respond à la couleur que Pline, Paul de Venise & Ælian attribuent à la Lycorne, assauoir d'estre parfaictement noire, non si longue que la precedē-
te, est ou peut auoir esté de quelque ieune
Lycorne d'Ethyopie, puis que le Soleil y
noir-

noitcit non seulement les cornes des bestes, mais aussi les personnes , qui sont les vrais Mores Abyssins, subiects au grand Preste-Iea Roy d'Ethyopie. Estát certain, que si par la côtrarieté des descriptiôs & apparences externes, on vouloit denier les especes, que dôc il n'y auroit iamais eu de de Baume , de Xyloaloë, de Cancamum, de Costus, du Cinamome & plusieurs autreschoses rares, desquelles les autheurs en sont en dispute, ce qui est ridicule & absurde: Car nonobstant leurs diuerses opinions, nous recouurons & auons de telles drogues.

Quinto, pour responce à ce que les Romains ne la cognurent onèques. Il faut dire comme la verité est telle, que les Romains ne paruindrèt iamais ésIndes où és lieux dás lesquels se trouuent les lycornes , non pas à mille lieuës pres d'icelles: Car leurs armes & victoires ne s'estendirent que iusques aux Parthes, de sorte qu'ils ne pouuoyent pas retirer les lycornes des contrees où ils n'auoyent aucune puissance, & quand cela eut esté, la qualité des aliments des lycornes, ou pour ne pouuoir souffrir autre pays que le leur propre , pouuoit estre cause de ne les pouuoir conduire viuantes iusques à Rome

pour leurs triomphes. Au Brefil, ce dit l'Hery en fô hiftoire de l'Amerique, y a vne forte
de Marmot appellé Sagouyn qui ne peut en-
durer le branflement du nauire, fans mourir
& perdre la vie.

Et d'accufer Ariftote, pour vne fixiefme
obiection, de n'en auoir parlé ou defcript
l'hiftoire. Ie refpons qu'il n'eft pas à propos
pour cela d'en denier l'eftre : car peut eftre
que ce Philofophe, pour ne l'auoir veuë,
côme fort ialoux de fa renômee, ne s'hazar-
da pas de la defcrire : mais que pourtant
on puiffe fouftenir & croire que donc la lycorne eft fabuleufe & imaginaire. La con-
fequence eft ridicule: car otes les Anciens &
les plus fignalez perfonnages, n'ayent point
cognu ny parlé de l'ambre gris, du mufc, de
la Cyuette, des giroffles, des mufcades, du
fuccre, du theubarbe, de la Caffe-lax. & de
plufieurs autres chofes, Si eft-ce qu'elles ne
reftent pas pourtant d'eftre veritablement,
& de nous eftre communes

Et pour fouftenir que les medailles d'A-
lexandre le Grand, n'ont efté faictes qu'en
confideration des Lycornes, trouuees aux
contrees qu'il auoit acquifes, & nô pas pour
en rapporter quelque figure imaginaire, i'al-
legue-

legueray vn exéple tout femblable de cefte
genereufe colonie Romaine, qui tenoit iadis
fon fiege à Nifmes, laquelle apres auoir debellé l'Egypte rebelle, où fe trouuët des crocodilles & des palmes, ils firent battre des
medailles, fur lefquelles on y void vn croco-
dyle attaché à vne palme, orné d'vne couronne, auec cefte infcription. COL. NEM.
Colonia Nemaufenfis, en lettres Latines.
Pour faire fçauoir à la pofterité qu'ils auoiët
fubiugué le Pays où fe trouuent les crocody-
les & les palmes. Et de dire que les characteres deuffent eftre en langage des Barbares,
puis que telles medailles deuoient feruir de
monnoyes: Cela eft abfurde, car les victo-
rieux enflez de gloire, n'ont pas ce deffaing
de faire entendre leurs trophées au peuples
qu'ils ont foubmis à leur obeiffance, la chofe
à leur dam ne leur eft que par trop notoire,
mais c'eft aux plus efloignees contrees qui
defirent de fe faire cognoiftre. Voila pourquoy ils appofoient des lettres en la langue
qui leur eftoit naturelle., pour par les feuls
characteres donner cognoiffance de quelles
nations & peuples procedoient telles medailles, & apres tout, de tout temps la langue Grecque & Latine eftoient les langues

H

les plus cognues des nations escartees. Car si
Alexandre eut fait apposer des lettres In-
diennes sur les medailles, & les Romains
de characteres d'Egypte, les estrangers n'eussent peu apprédre leurs magnifiques triomphes, par ce que les langues de tels Barbares
ne sont pas entendues, ny n'ont pas la vogue
hors de l'enclos de leurs murailles. Et par
ainsi i'en reuien à cela de dire, qu'Alexandre
le Grand en consideration des animaux de
Lycornes, fit battre telles medailles : & que
veritablement elles se trouuent au monde.

Septimò, la raison par laquelle la Lycorne
a esté ainsi appellée est soustenable : Car côme en Italie, Frâce & Espagne, on ne cognoit
autres animaux plus cruels & sauuages que
les lyons, & nullement les tygres, hyænes ou
semblables, ainsi on l'a appellée du nom de
l'animal auquel plus communément elle a-
uoit de rapport & de ressemblance, quand
à son naturel furieux & rude ainsi nous ap-
pellons les onces, loup ceruier.

Primò, à cause de ce que c'est vn animal
golù & vorace, comme vn loup & ceruier,
pour estre grandement agille & viste à la
course, comme sont les cerfs ordinaires. Et
ainsi

ainſi il y a vne ſorte de formy, appellée myr-
micoleo, c'eſt à dire *leo formica*, par ce que
comme vn lyon elle deuore les autres de ſon
eſpece. Et ainſi encores entre les langouſtes,
il y en a vne au dire de Rondelet, qui s'a-
pelle leo. Et finalement, le cenchris, c'eſt à
dire miliaris, par ce qu'il a le ventre mar-
queté & verd comme fleur de milet, s'a-
pelle leo, duquel il eſt dit dans la ſaincte eſ-
criture, Pſalm. 90. *Et conculcabis leonem &*
draconem, lequel ſerpent a cela de commun
auec le lyon quadrupe de quiter tout autre paſture pour ſuccer le ſang des hommes ou
des beſtes. Par le moyen de toutes leſquelles
ſuſdictes ſimilitudes, ie veux dire qu'a bon
droit on peut ſouſtenir l'appellation de la
Lyeorne auoir tiré ſon origine de Lyoncorne, pour eſtre cruelle comme les lyons ordinaires, bien que la difficulté des noms
n'eſt pas touſiours conſiderable pour deuoir
ſur cela faire force à denyer l'eſpece.

Buſtã.
lib. 3. c.
19. nu.
102.

A la huictieſme difficulté qui porte que
les dragons & couleuures n'ont pas l'haleine virulante & mortelle, & que les animaux
veneneux ne peuuent pas en beuuant infecter l'eau qui reſte apres leur boyre. Ie reſpons que les dragons & couleuures ne ſont

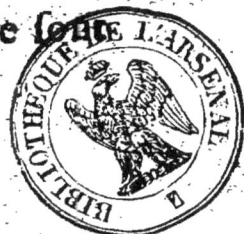

H 2

pas veneneux, finon en quelques contrées:
à fçauoir és regions chaudes où fe trouuent
les Lycornes. Voy-là pourquoy le Poete
lucan difoit fur cefte article.

Et vous diuins dragons qui par tout ferpentez
Sans faire mal, & qui reluyfez en beautez,
Vous eftes venimeux en l'Affrique bruslante.

Et d'ailleurs il eft remarquable que bié fou-
uant par ce nom de couleuure on entend
toute forte de ferpens bruslans, & plains de
virulance, ainfi qu'il fe collige des fain-
lettres au liure de la Sapience. *Vbi morfibus*
colubrorum periffe Hebreos Idolo latras id eft
ferpentum venenatorum teftatur Spiritus fanctus,
comme ie diray plus particulierement quelque iour fur leur hiftoire que ie pretens dô-
ner au public à propos d'vn ferpent de grof-
feur efmerueillable que monfieur de Bel-
leual Profeffeur du Roy a mis & garde dàs
le College du Roy en l'Vniuerfité de Medecine de cefte ville, qui a le corps plus
gros que la cuyffe d'vn grand hoimme, &
long de 16. pans ou d'auantage. Et quand à
l'autre contradiction propofée pour dire
que les ferpens ne peuuent pas en beuuant
infecter l'eau, de laquelle ils boyuent par ce
que pour boyre ils n'expirent pas, ains retiét
l'haleine

Chap. 16.

l'haleine & le souffle, ie responds que ie
n'entends pas que les animaux infectét l'eau
en beuuant, mais bien auant de boyre : Car
si les animaux veneneux benuoient en re-
tenant leur venin dans eux mesmes, &
qu'ils ne l'eussent vomy dans l'eau auant de
boyre, infailliblement iceux animaux peu
apres le boyre mourroient, & ne pourroiét
pas viure, d'autant que le venin chaud &
bruslant dans le corps de ces feres, par la
froideur de l'eau se condenseroit dans leurs
propres entrailles, & leur porteroit vn no-
table prejudice, & tel que leur propre venin retenu au dedans les feroit mourir,
les estoufferoit, & leur feroit perdre la vie:
mais Dieu qui a creé ces bestes, demesmes
que toute sorte d'insectes pour son honneur
& gloire, tantost pour humer l'infection de
la terre, afin qu'elle en soit plus pure pour
la production des plantes salutaires, & d'autres fois pour de quelques parties de leur
corps seruir à la Medecine. Il a ordonné la
vie & la conseruation de leur espece. Et ainsi,
ne frigiditate aquæ, venenum concietum, eas feras S. *Aug.*
occidat, auant de boyre, *totum eorum venenum*
e felle in guttur colligunt, & in aquā deponunt, puis
elles boyuét. Voyla pourquoy pour auoir la

piere draconite, la crapaudine & femblables qui doiuent eftre imbibées de quelque
qualité virulante procedante defdites beftes
font alixeteres & fe doiuent prendre, *antequā*
Baccius
de gem
misc. 41
Pline. *animalia hæc bibant*, autrement telles pierres
n'auroient pas les vertus & les qualitez re-
quifes. Et ainfi fi le cerf qui a aualé des ferpens pour fe guerir des maux qu'il fouffre
par la virulance de telles feres, lors qu'il fe
plöge dans les riuieres, pour comme dans vn
bain amortir ladicte virulance, benuoit tā-
Ama-
tus Lu-
fit. in
diofc. li.
2. c. 39. foit peu, foudain il perdoit la vie. D'où viēt
que quoy qu'il brusle d'vne foif incompa-
rable, & qu'il foit dans l'eau iufques à la
gorge, qu'il s'abftient de boyre par la fagef-
fe que nature luy a prefcripte? Et parce qu'ō
pourroit oppofer & dire que c'eft donc en
vain & fort inutilement que Dieu a donné
du venin aux ferpens veneneux, puis qu'ils
font afujettis de le depofer à tout heure, & à
chafque fois qu'ils veulent boyre? A cela io
ie refpons, que ores ils le depofent qu'ils en
engendrent des auffi toft, voire plus que ce
qu'ils en rejettent, parce qu'ils ont vne tel-
feconde proprieté, que iamais le virus ne
leur manque, eftant tres neceffaire qu'ils
le quittent par fois pour en produire d'autre

De mesmes comme il en est des excremens des animaux & des arbres de peur que par trop d'abondance ils ne vinsent à estouffer & à se perdre.

Car si iamais les animaux n'euacuoyent leurs excremens, & les plantes leur mousse crasse, fungus, gommes & resines infalliblement les bestes creueroient & les arbres estoufferoiët sans pouuoir rien produire:Les Tædes, desquels on fait la poix ordinaire, sont les pins qui par trop de graisse s'estouffent, & ne produisent plus aucunes braches, ni aucunes fueilles. Si que de toute necessité il faut que les animaux veneneux se deschargent quelquefois de leur virulance, de mesmes que les arbres de leur crasse & ordures.

Par lesquelles raisons on peut clairement conclurre, que l'obiection contre cest article n'est pas soustenable, & que les animaux veneneux peuuent infecter l'eau qu'ils boiuent auant que boire. Voila pourquoy Pline *lib.y 11.* disoit que les bestes qui beuuoient apres les 6 53. crapauds & Salamandres mouroyent empoisonnees:mais passons outre.

Sur la neufiesme obiection alleguée, par laquelle on met en difficulté, que les bestes qui attendent la Lycorne pres de la fontaine puissent recognoistre l'eau infecte, & que la Lycorne ne peut la desinfecter en si peu de temps qu'elle y trempe sa corne.

A cela il faut respondre, que c'est par l'odorat (que les animaux ont beaucoup plus exacte que les personnes)&ainsi voyós-nous le chien distinguer l'odeur de son maistre à la piste.Et au surplus nous respondons que la lycorne n'a pas intention de desinfecter l'eau de la fótaine lors qu'elle y trépe sa corne,& qu'elle brouille l'eau d'icelle auant d'en boire. O! que ceste Philosophie est contraire à la verité de la chose : car il est certain que ceste beste recognoit aussi bien que l'eau est infectee comme les autres animaux qui l'attédent:mais c'est de ceste là particulieremét qu'elle desire boire,& quand en son chemin elle trouueroit des riuieres les plus belles & agreables du monde,elle n'en prendroit pas vne goutte. Et d'ailleurs qui a iamais creu qu'elle brouille & trempe sa corne dans l'eau pour la corriger de l'infection des dragons & de coleuures : Certes, il y a bien d'autres mysteres & d'autres raisons plus importátes qui l'occasionnent à ce faire.

Primò, on dit que ceste beste est sujette à v̇ 1 ardeur & rage si ardéte & furieuse, qu'elle hur-

le huile toufiours, qu'elle court par les deferts en furie, & qu'elle n'a repos, ny alege-
ment quelconque, finon lors qu'elle trouue
de l'eau virulante pour boire. Car la virulante qui fe trouue dans ladite eau, fait que le
breuuage la rafraifchit beaucoup mieux que
fi elle eftoit toute pure: parce que le virus fert
à l'eau de vehicule pour porter le rafraifchif-
fement à toutes les parties du corps de cefte
befte, de mefmes quand par l'ordre des medecins on mefle l'huile ou fprit de Vitriol de
fouphre & femblables chofes: voire mefmes
de falpetre, auec les Iuleps ou eau diftillées
pour mieux rafraifchir & efteindre l'ardeur
des fieures de peur que l'eau où le Iulep ne
penetrent pas fi toft par les meats internes, &
ne reftent plus longuement dans l'eftomach
& là s'inflamment auant de pouuoir paffer
outre. Voilà pourquoy les lyons, pour corriger l'ardeur qui les tourmente recerchent à
deuorer les Singes, defquels la chair eft virulente, & auec cela actuellement froide, ou
de mefme que les Dragons fuccent le fang
des Elephans, qui eft tres-froid & auec
cela ladre, ou bien nous pouuons dire,
que le Virus meflé auec l'eau de la fontaine,
pour recercher à fe ioindre auec la virulance

I

qui trauaille la beste dás ses entrailles, y char-
rie l'eau qui par son humidité esteind & a-
mortit les dites virulances, & soulage en ceste sorte la beste tourmentee.

Ainsi on void que l'eau infectee est celle-la
particulierement que la Lycorne recerche
plustost que tout autre. Mais on dira, ce semble, que donc les venins deleteres meslez
auec des liqueurs froides sont profitables
& vtiles, & qu'il sera à propos de mesler de
poisons pour guerir les maladies, ce qui
est absurde. A quoy ie responds, que tels venins doiuent estre si proprement corrigez,
préparez, cuits & elabourez par art ou par na
ture. Que l'effect en soit cóme imperceptible,
ble, afin qu'ils ne soint pas deleteres, & par
ce que les virus de tels serpens ne sont pas
de telle efficace, les deposant dans l'eau cóme lors que l'animal par sa picqueure les im-
prime dans le corps de ceux qu'il picque par
le moyen des dents pointues & acerées: cela
est cause que ceste virulance, deposee dans
les eaux par les dragons & coleuures n'est
pas mortelle, ains sert seulement de vehicule
aux liqueurs dans lesquelles elle est meslan-
gée: voila pourquoy la nature, ayant designé
à la lycorne la qualité d'vn tel remede qui
lu yest

luy est propre, assauoir le virus des dragons
& coleuures qu'ils ont déposé dans l'eau a-
uant de boire. Il y a beaucoup d'apparence
que ceste eau luy est plus salutaire que non
pas vn autre. Et ainsi Mitridates ordonnoit
du sang de canards aux antidotes, parce que
au Ponte lesdits canards viuent de poisons
& herbes venimeuses, comme Pline le remarque Et ainsi la chair des viperes, lib. 25.
c. 2. dans la Theriacque la soye, les perles dās
les côfections & antidotes. Que si derechef
on oppose, que donc les autres bestes ne de-
uroint pas craindre d'en boire puis que tel
virus est si peu efficacieux & imperceptible,
à cela ie responds qu'à tels animaux qui ne
sont pas trauaillez d'aucune ardeur ou maladie comme est la lycorne il n'y a nul doute,
que tel virus parmi le breuuage, ne leur seut
grandement preiudicibale, car comme il seroit tres mal faict de faire prendre des alexi-
teres à vne personne fort sayne & en bonne
santé & gaillardise, suiuant Galien qui par
exprés le deffend en ses œuures. Ainsi l'eau
virulente auec ceste virulante seroit infalliblement mortelle aux autres bestes qui
n'ont aucun besoin d'vn tel remede. Car le
virus ne trouuant pas ou se ioindre, agit in-

failliblement contre les parties saines & les
offence. Et par ainfi la fage nature les a tref-
bien inftruittes de n'en boire point que la
lycorne n'en ait emporté la fuperficie, en laquelle confifte principalement la plus grande infection & virulance. Mais pour reuenir
à la Lycorne, il eft dit qu'elle broüille l'eau
auant d'en boire , ce qu'elle fait pour deux
raifons apparentes : affauoir ou pour mefler
parfaictement ledit virus, qui peut eftre ne
fe trouueroit qu'en vn coin de ladite fontaine, ou bien afin que fi le virus eftoit au deffus de ladite eau, qu'elle puiffe par ce broüillement procurer qu'il vienne en la fuperficie. Voila pourquoy on dit qu'elle ne boit
que du bout des leures comme les afnes : car
le virus tendant toufiours au deffus eft plus
puiffant que la partie inferieure. Ou bié peut
eftre la lycorne broüille l'eau de crainte que
elle a, comme furieufe & melancholique, de

Duplex fe mirer dans l'eau de la fontaine, Il y a plufieurs animaux qui craignent de fe mirer ou
Pyerius voir dans l'eau claire, Il eft impoffible de fai-
in hyer. re paffer les Elephans de iour à trauers de ri-
Pline. uieres. Le Chameau broüille l'eau auec fon
pied auant de boire.

Pline. On a grand peine de faire paffer les afnes
& les

& les aſneſſes à trauers les ruiſſeaux d'eau claire, & ſi on penſe trauerſer vne plāche en t'r'ouuerte auec vn aſne ou aſneſſe, Il y a grād danger que la beſte ne tombe dans la riuiere d'effray qu'elle a de voir à trauers de ceſte fente l'eau claire.

Ainſi il n'y aura nulle abſurdité de croire l'vne ou l'autre raiſõ pour ſouſtenir le broüillement de l'eau auec la corne de la Lycorne. Par leſquelles raiſons on void qu'il n'eſt pas neceſſaire que la corne aye la qualité de deſinfecter l'eau, par quelque odeur muſquée, ny qu'elle y ſejourne, & que la Lycorne ſoit mal aduiſee, delaiſſant toutes autres eaux pour choiſir particullerement l'infectée.

Au dixieſme article, ſur ce qu'on doute que la Lycorne ne boyue que du bout des leures, afin d'aualer la ſuperficie de l'eau des fontaines, Ie dis que cela eſt commun à tous animaux, auſquels l'humeur melancholique domine, par ce que ladicte melancholie ne ſe diſſipe pas ayſemāt par la ſueur, comme eſtant de ſa nature froide & gluante au contraire des cheuaux, deſquels les humeurs ſe reſoluent par les ſueurs frequētes. D'où vient que telles humeurs ont beſoin d'eſtre ſouuent reparées, & de faict ils

I 3

trempent la teste bien auant dans l'eau lors
qu'ils boiuent, pour boire en abondance, or
que la beste Lycorne ne soit furieuse & grá-
demét melancholique, il y a apparence res-
pondát à l'vnziéme objectió proposée en ce
qu'elle est fort sauuage, de mesmes que ceste
sorte de passereau, appellé *Solytarius*, où Tro-
glodites, qui fuyant toute autre compagnie
n'habite qu'eztrous à l'escart dans les vieilles mazeures escartées, ou comme l'oyseau clyuina, autrement le grand Duc, qui
n'ayme que les deserts, & les lieux les plus
espouuautables & inaccessibles. Et neantmoins quand il est question de la propagation de l'espece, il faut bien que le masle se
rencontre auec la femelle estant absurde de
dire que pour estre sauuage & furieuse, &
n'abiter qu'ez deserts & lieux escartez solitaires, que pourtant la race s'en doiue per
dre, Nenny, car Dieu a ordonné de toutes
choses auec vne grandissime prouidence.
Et par ainsi on ne peut pas conclure que la
Lycorne ne puisse veritablement estre au
monde. Pour vne douziesme, on objecte
qu'il est impossible aux bestes, de recognoistre la virginité d'vne pucelle. Au contraire
ie represente que les animaux irraisonna-
ble

bles , ont leurs facultez fenfibles , horfmis la raifon plus exquife que les perfonnes, pouuât paruenir à cefte conoiffance par l'odorat qu'elles ont grâdemêt bon, parfaict & exacte. Nature ayant voulu comme recompenfer ces beftes par telles perfections & excellences,& furtout de l'odorat , ayant efté fort important & neceffaire que le nerf de l'odorat foit plus grand aux beftes pour flairer qu'aux perfonnes : car fi nous auions l'odorat fi exquis que les chiens,nous ne pourrions pas nous fouffrir nous mefmes , tant la corruption de nos corps, à caufe des diuers alimens,eft grande. Et ainfi ie dis que par l'odorat la lycorne recognoit fort bien la fille vierge d'auec vne defloree : car foudain qu'vne fille a perdu fon pucelage, elle perd cefte bonne fenteur de fon corps qu'on recognoit aux plus ieunes comme de 12. à 15. annees,d'autant qu'alors elles commencent ou peu ou prou à hircire. Tefmoin Scaliger rapportant la procedure du Roy Aracan de Tartarie , lequel apres auoir faict fuër au Soleil des filles qu'il enueloppoit dans du cotton, il fentoit le cotton des vnes & des autres & à la bonne ou mauuaife fenteur de la fueur imprimée dans le cotton fufdit ; il

Bodin Theat. l. 6.fectio.

Exe 189. 2.

Aelian.
lib. 3. c.
40.
lib. 11.
c. 16,

iugeoit des vierges d'auec les autres. Et ainſi
l'oiſeau Porphirio cognoit les femmes pail-
lardes entre les chaſtes & pudiques , & des
dragons de meſmes. A propos dequoy Ælian
recite qu'à l'Auinium ville d'Italie on offroit
à vn dragon dans vne foreſt, penſant que ce
fuſt quelque diuinité de la contree, & des filles y alloint voilees, mais il receuoit l'offrande des vierges ſeules reiettans, celles des autres d'où on prenoit occaſion d'en punir ſou-
uët quelques vnes comme impudiques parce que le dragon auoit refuſé leur offrande:
par le moyen dequoy on peut dire qu'à la lycorne, cela ne doit pas eſtre impoſſible,

Contre la 13. D'où vient que ceſte hoſte
ne deſchire ceſte fille ou qu'elle ne s'accouple pour luy faire violance, & non pas ſe laiſſer ſurprendre par le ſomne. A cela ie dis que
la Lycorne d'vn trop grãd contentement &
aiſe s'endort, cõme cela eſt poſſible, les Medecins ſouſtiendront fort bien cette maxime voire il s'eſt trouué de gens qui de trop
grande joye m'eurent ? le laiſſe à part l'hy-
ſtoire Triuiale des trois Amans de Lyon à
la memoire deſquels on voit encores vne

Lib. 3.
decad. 3.

Pyramide dreſſee ; mais diſons qu'vne des
femmes Romaines au rapport de Tite Liue,

ayant

ayant ouy dire que son fils estoit mort à la
bataille du Lac, Thrasimene où les Romains
auoient esté deffaits par Hannibal de Car-
thage le voyant entrer sain & gaillard, moureut subitement d'vn trop grand aise, & vn
autre au dire de Valerius, *maximus*, & de Pline
qui s'informant de son fils, à ceux qui reue-
noient de la deffaitte de Canés l'ayant ap-
perceu tomba morte de joye : par le moyen
dequoy je veux dire que cette beste peut
aussi bien s'endormir d'aise prés ladite fille :
mais pour dire la raison pourquoy la Lycorne ne s'esforce de luy faire violance, je respons que cest à cause de l'amitié & du respect
que cette beste luy porte, vn Aygle s'estoit *Pl.10.c.*
renduë tant amoureuse d'vne fille qu'elle ¹⁰.
luy portoit tous les jours de la chasse, & par
ce qu'aprés la mort de la fille on la brusla suiuant la coustume, l'Aygle se jetta dans le feu
pour mourir & brusler auec elle, vn Paon *Dalesc.*
ayma vne fille, laquelle moureut, & le Paon *in Plin.*
de tristesse se laissa mourir sans jamais vou- *lib.10.*
loir plus manger ni boire, le Basilic depo- *c.22.*
se sa ferocité par la presence d'vne Vierge, *Busta-*
comme Rauisius Textor le remarque. *manti-*
nus.

Cœlius Rhodiginus aprés Aelian recitent,
que du temps d'Herode vn Serpent se rendit

K

ſi fort amoureux d'vne fille, que la voulant
eſloigner d'elle de peur qu'il ne luy arriuaſt
du mal-encontre, il ſe demenoit ſi fort ſe
tourmentant & s'iſſlant ſi furieuſement, que
s'eſtoit choſe pitoyable, le meſme en arriua
d'vn Aygle ce dit Pline; Car pourquoy di-
ſoit quelqu'vn, ne pourront les beſtes brutes aymer les Vierges pluſtot que les impudiques, puis que les anciens ont mis pour
choſe certaine, que les Oliuiers meſmes in-
ſenſibles de paſſions & d'amour, agreént
grandement d'eſtre cultiuez par des jeunes
garçons vierges.

Conſta-
tins Cæ-
ſar. *Iu azarba cilicia caſtos & integros Pueros oleam
curare ideo fertiliores apud illos eſſe oleas.*

Les Lyons, quoy que furieux ne font jamais mal aux viellards.

Pl. l. 8.
ſ. 16. Les Dauphins ſauuent ceux qui font naufrage, les Elephans ayment les petits enfans
& les careſſent, & ainſi il ſe peut faire que la
Lycorne par reſpet & amour ne face aucun
mal à la jeune pucelle, Et de dire que les
beſtes ont cohabité auec des femmes, & que
la Lycorne en pourroit faire des meſmes. A
cela je reſpons aprés les plus ſages, que autres fois de filles lubriques s'eſtans abandon-
nées & deuenuës groſſes, ponr leur excuſe

allegoient qu'elles auoient esté forcées par
de bestes brutes, les vnes par des Ours, les autres par des Magots ou des Cingés, par de
Poissons ou semblables : mais en effet telles
allegations estoient fausses, & croit on que
côme en Affricque, pour se garder des Lyons
on pend vn Lyon mort pour faire peur aux
autres, qu'ainsi les sculptures cy deuant alleguées prés de la ville d'Arles ayét esté faites,
pour donner de la terreur plustot que non
pas que telles copulations ayent esté jamais
faites.

Monstra enim ex homine & cane oriri non pos-   *Arist. de*
sunt, Quia tempora grauiditatis in homine &   *gen. lib.*
cane plurimü discrepant & nullum nasci nisi suo   *4. c. 4.*
tempore potest.

Et ainsi je passeray outre à respondre à l'objection quatorziéme, pour dire qu'il est possible que la Lycorne se s'entant liée & gat-
rotée se puisse tuet de rage.   *Pl. l. 10.*

L'oyseau attagé se voyant prins, ne chan-   *c. 48.*
re jamais plus de tristesse.   *Gesne-*

Vne forte de Byson Taureau sauuage, en   *rus.*
Escosse se s'entant saisi meurt de fascherie.   *Olaus.*

L'ellend ou Alce en fait de mesmes le sem-   *mag.*
blable en arriue à l'Oyseau Venatrix espece   *Edoar-*
de Tourdre.   *dus.*

Pl.l.11. c.19.   Si on oste la prouision aux Abeilles de tristesse elles meurent.

Aelian.   Le Leocentaurus se s'entant attaché se laisse mourir de faim. Au bresil, il y à vne sorte de Marmot que pour peu qu'on le fasche,

Hery c. 10.   il se laisse mourir de despit.

Pl.l.10. c. 22.   L'oftarde espece de Phaysan se voyant prinse, de regret retire son haleine & s'estouffe elle mesmes.

Et ainsi pourquoy ne pourra la Lycorne de rage se tuer elle mesmes de la sorte, si autres armes luy manquent, non certes il n'y a point de raison de desnier la Lycorne soubs tels & semblables pretextes,

Au quinziéme, pourquoy on n'en recouure afteure, puis que le moyen de les chasser & prendre est à vn chacun notoire, je respons que les difficultez pour y proceder sont tres-grandes, parce que de penser exposer vne fille prés des lieux, & au temps que la Lycorne vient boire, ce seroit mettre en danger cette pauure creature d'estre cruellement deschirée, par la multitude des bestes sauuages qui attendent la venuë de ladite Lycorne, & impossible seroit de la garantir, quand mesmes il y auroit vne armée pour la deffendre, tant la furie de telles Feres & in-

croyablement grande, & d'attendre ailleurs
au pied de la montagne où la Lycorne se retire qui est inaccessible, ô Dieu combien de
journées faut il perdre, puis que cette furieuse beste ne sort hors de sa tasniere que
par humeur & par boutade, que si par vn extraordinaire rencontre (côme quand de pauures rustiques treuuent à l'improuiste quelque piece d'ambre-gris, du long de la plage
de l'Ocean) il aduient que quelque indien
trouue miraculeusement vne corne de Lycorne cheutte de la beste ou viuante ou morte, côme cela est possible, (ainsi que i'ay desia
dit, de mesmes qu'aux Cerfs en certains
âges les cornes leur tombent) pansez vous
que celui-là soit si sot & s'y mal instruict, de
denoncer au public qu'il aye trouué vne telle piece, & qu'il la veuille porter toute entiere par le monde pour la vendre. Certes
n'eny au côtraire il la cache, il la serre le plus
secrettement qui luy est possible, pour par
aprés la syer & la mettre en pieces, & la debiter peu à peu en sorte que personne ne s'en
apperçoiue, par ce que le plus grossier & rude populas sçait tres-bien que tels thresors
n'appartiennent directement à autres qu'au
Seigneur & Monarque de la contrée. C'est

vne perrogatiue à tous les Roys du monde, qui ont par leur valeur subjugué les peuples de se reseruer les choses les plus rares & les precieuses des regions qu'ils ont conquises, & notamment quand c'est quelque chose qui se trouue par hazard, & par vn don de fortune où parlant Chrestiennement par vn don de Dieu, voilà pourquoy Horace disoit en propres termes.

C'est le droict d'Espane.

Quidquid pulchrum & conspicuum est ægnôre tote, vbicumque natat res fisci est.

De Nes mond.

C'est à dire que cela appartient purement & simplement au Roy, & c'est ainsi que les Cours de Parlemens de France ont souuent adjugé au Roy des pieces d'ambre-gris trouuées nageans sur l'Ocean ou soubs le sablon de la mer, & ainsi quand les Perses eurent soubmis les Arabes à leur obeyssance, il se garderent l'encens pour eux, les Roys d'Ethiopie, l'Yuoire & l'Hebene de leur pays.

Aprés que les Roys de Ierusalem eurent subjugué la Iudée, ils firent deffences au peuple de ne toucher point aux baumes, voulans que cela fut pour leur fisc, à l'exemple du Roy des Gebanites qui s'empara du Cinamome, deffendant qu'aucun n'eust à en toucher vn brin, en l'Isle Ophyade croissent

les Turquoyses : mais elles appartenoient
aux Roys d'Egypte qui y mettoit des gardes
à cet effect.

En la Prouince Balascie se trouuent les
Rubys Balays : mais ils appartiennent au Se-
phy leur souuerain Seigneur , en la Tarta-
rie y a vne montaigne où se trouuent les
Saphirs , elles appartiennnent au grand
Cham.

Le grand Seigneur qui est le Turc , prend
toute la terre qui se tire de l'Isle Stalimene
du mont Vulcan le sixiéme jour d'Aoust , &
luy fait apposer son seau, Les Roys des 2. sortes des Indes se reseruent les Perles & les
Diamans.

Les Roys de la Chine s'emparent de l'Ambre-gris.

Le Pape se retient l'Alun qui se fait à Tol-
fa en son terroir. La couleur de pourpre dont
l'inuention est deuë au chien d'Herculez, est
toute à l'Empereur.

A nostre Roy de France , appartient le sel
de la mer.

Le Roy d'Espagne se garde la graine d'escarlate & la pesche des Thons, L'Estain & le
plomb appartiennent au Roy d'Angleterre ,
purement & simplement, les habitans Suda-

nites ayans pesché l'Ambre jaune dans la mer, l'apportét au magazin de leur Seigneur.

Le grand Duc de Moschouie se retient les Martres Zibelines pour sa maison, les Ducs de Normandie se reseruoient anciennemét le plus beau de ce que la mer jettoit au bord de Varech.

Le Duc de Bretagne l'à pesche des plus beaux Poissons.

Et ainsi par toutes les susdites exemples, je veux dire contre l'objection proposée, que n'apartenant qu'aux seuls Roys de posseder les cornes de Lycornes, & eux n'en pouuant recouurer qu'auec beaucoup de difficultez, qu'il n'y a nulle apparence qu'elles puissent estre comunes à vn chacun, & notamment entieres pour les transporter par le monde à les debiter, non non il faut conclurre, que mal à propos on voudroit penser & croire que pour estre tres-rares, que donc il ni en a du tout point, cela est honteux à le souste-nir, arriere donc cette objection.

Au seiziéme, que les belles cornes de Ly-cornes, que les Roys, & les Monarques ont dans leurs Thresors soient factices, cela est fort absurde de l'alleguer : car que tous les Drogueurs & les plus habilles hommes du monde

monde, s'assemblent pour allonger & façonner l'Yuoire ou autres telles cornes : je
souſtiens que cela leur ſera eternellement
impoſſible, qu'elles diligences ou ſecrets
qu'ils y apportent : car ores on puiſſe ramolir
vn peu les cornes dans l'eau bouillante, ou
par autres artifices ſus alleguez. Ce n'eſt pas
à dire pourtant qu'on les puiſſe allonger &
façonner, pour faire de pieces ſi belles comme eſt celle qui eſt à S. Denys, & laquelle ſe-
lon Paul Ioué, fut donnée par le Pape Cle-
ment ſeptieſme au Roy François premier en
l'an 1528. ou enuiron, ce qui me fera dire
donc qu'on s'abuſe d'alleguer ces moyens, &
quand aux fragmens qu'on tranſporte par
le mõde, je feray voir cy apres ſur la derniere
objection, que ſi ce ne ſont pas de la corne de
Lycorne, de quelles matieres elles ſont tirées.
Et pourquoy les voyageurs ont prins cette
couſtume de les qualifier de la façon, afin de
paſſer outre à la dix-ſeptiéme objectiõ ſur ce
qui a, eſté dit que la vraye corne de Lycorne
ſué prés des venins ou poiſons, & que les
Crapauds, Araignes ou Serpens creuent &
meurent ſi on les en approche ; ſurquoy je
dis que cela peut eſtre vray, & on le peut
ſouſtenir par pluſieurs valables raiſons prin-

L

les de la voye de la sympathie conuenance,
raport & similitude qu'ont la Lycorne, les
venins & des bestes Virulantes ensemble, en
ce que les esprits virulens imbibés dans la
propre substance de cette corne, apertant de
se joindre auec les esprits veneneux des poisons ou des animaux virulans, semblent sor-
tir & quitter la corne : lesquels, par l'air am-
biant qui condense les vapeurs contre la
dite corne, fait quela corne apparoit moitte & aucunement suante, & ainsi, Albert le
grand fait mention d'vne petite Pierre semblable au Cristal appellée Aerindros, par ce
que suspenduë en l'air lors qu'il fait temps
humide & pluuieux, les vapeurs de l'air con-
tournans icelle Pierre, & de froideur d'icelle
estant de telle force de les condenser, fait
quelle distille de gouttelettes, sans que ladite Pierre se diminuë en aucune sorte.

*Eryndros lapis est cristallo similis, qui perpetuis
guttis distillatur, lapis tamen non fit minor nec
corrumpitur quod fit, quia non ex substantia la-
pidis stillant guttæ, sed quia frigiditate conuertit
in aquam, aërem se tangentem.*

Alb.
mag. 2.
de min.
tr. 2. c.
5.

Si que par mesme raison des animaux où Insectes Virulens, peuuent creuer à proches de
la corne de Lycorne, par ce que les esprits

Virulens de ces bestes, pour s'aller voir &
joindre auec ceux de la corne, sortant en
trop grande abondance & par precipitation
ce semble attirés qu'ils sont de ceux de la
dite corne, en sortant estouffent & estran-
glent ces bestes, jettans par ce moyen quelque sorte de baue qui les estouffe & les
estrangle.

P'ay autresfois fait voir dans mes discours
de l'Alchermes de semblables raisons sur
l'Ambre-gris, qui estouffe les Poissons de la
mer qui l'aualent, que si souuent les cornes
de Lycornes que nous auons ne font pas
telles choses, & ne font creuer ny Crapauds,
n'y Araignées ny ne donnent aucune sueur
apparente : comme a esté dit & allegué.

Il faut dire d'icelles, ce que Galien r'ap- *Lib.* 1.
porte aux vieux metaux longuement gardez, *de conp.*
& comme Amatus, Lusitanius a remarqué, *de me-*
disant sur le subject de la corne de Lycorne, *tallis*
que *Senio confectum, vires suas amittit.* J'entens *Indiosc.*
en sa superficie, car le dedans peut conseruer *lib.* 1. *c.*
vne telle vertu & proprieté. Mais i'entens si 51.
me semble quelqu'vn qui me dira, que ores
toutes ces raisons puissent estre admises (que
ce neantmoins, il reste à prouuer que dans
la propre substance des cornes lycornes il

L 2

y ait de la virulance, pour faire voir la s'impathie & conuenance d'icelle auec tels animaux. A quoy je respons que cela est hors de doubte; car les douleurs & la rage continuelle qui les rend extraordinairement sauuages, errantes & furieuses, ne procedent que de la virulance & qualité corrompuë des humeurs qui leur causent telle rage, & qui les occasionnent à rechercher l'eau infecte pour remede à leur douleur : or les plus aerés, plus imperceptibles & plus subtils esprits de telles virulances, procedans des humeurs qui les tourmentent, & de l'eau qu'elles boiuent qui est enuenimée comme dit est, s'esleuent en haut comme c'est leur propre s'imbibent dans la substance de la corne, & la s'incorporent & si digerent, en sorte que ladite corne contient par aprés telles qualitez virulantes, & de la vient que tant s'en faut que telles cornes possedent d'odeurs musquées comme quelques vns ont pansé; car au contraire elles doiuent estre comme elles sont foetides & puantes, n'estant pas besoin qu'elles soient d'autre condition & nature, & ainsi concluons que ladite corne peut suer, & les animaux creuer estans approchez l'vn de l'autre, si par vn extraordinaire vieilleſſe ſa vertu n'eſt en quelque façon affoiblie. Car pourquoy non pas auſſi bien cela, comme les Stellions qui approches des Scorpions, rendent vne ſueur froide; la corne du Ceraſtes, la Pierre Crapaudine, & quelques autres qui prés des venins s'eſchauffent, & par les meſmes raiſons les Pourcelaines qui ſe fendent & craquent.

Finalement pour reſpondre à la derniere obiection qui porte 2. principaux articles. Primò qu'il n'eſt pas probable, que les ſeules cornes d'entre les autres parties de cette beſte ſoient doüées des vertus qu'on leur attribue. Secondò, que quand ainſi ſeroit ce que non, que les cornes d'euſſent contenir & auoir de proprietez au fait de la Medecine; attendu que toutes ſemblent eſtre infectes, fœtides & puantes, pourquoy non pas auſſi excellement les cornes des autres animaux ſauuages, où les cornes des animaux domeſticques auſſi bien que l'imaginaire Lycorne & pourquoy encores, non pas pluſtot les cornes des animaux qui en portent, 2. 3. & 4. comme animaux plus parfaicts pluſtot que la corne qui ſe trouue ſeule & Vnique. A quoy je reſpons, qu'à meſure que quelque partie du corps ſoit des perſonnes où des

Pl. lib.
29. c.
4.
Foreſtus
Guay-
nerius.
Baccius
Bauhin

bestes est plus employée & exercée, que
c'est vers icelle que la nature envoye les esprits en plus grand abondance: d'où s'ensuit
que telles parties sont plus fortes & devien-
nent plus vigoureuses, & en tout preferables
aux restantes, ainsi voyons nous le bras où
la main gauche aux gauchiers estre plus forte que la droicte, voila pour quoy les animaux cornigeres exerçans & employât leur
corne pour leur deffence, les Sangliers leurs
dents, les Eslends leurs ongles, les Oyseaux
leur griffes, & ainsi les autres, telles parties
reçoiuent les esprits les plus importans de
tout le corps de la beste. Et d'autant que toute l'excellence de la corne de la Lycorne,
procede de la virulance qu'elle contient,
prouenuë infalliblement du plus subtil des
infectes, des charognes & des plantes, &
eaux venimeuses qu'elle boit & mange, voire
du Virus des corruptions infectes de son
corps; comme se veautrant d'ordinaire dans
la boue, & dans la fange & vilainie parmy les
Crapauds & autre vermine virulante, ainsi
les cornes des autres bestes tant sauuages
que domesticques, & moins encores les der-
nieres, parce quelles ne sont nourries que de
bonnes eaux & plantes saines ne peuuent

eftre alexitaires, que fi d'entre les fauuages
il y en a quelques vnes, qui mangent par
fois des infectes & des herbes venimeufes.

Il eft certain en ce cas que leur cornes
font tres-bones, pour feruir d'Antidotes &
alexitaires contre les poifons, venins & maladies contagieufes. Mais plus excellement
les cornes qui font vnicornes, parce que *vir-
tus vnita fortior eft difperfa*, la Coloquinte eft
plus vigoureufe & puiffante, fi elle fe trouue
feule produitte de fa plante, que lors qu'il
s'en trouue grand nombre, ainfi les pommes
font meilleures fe trouuant en petit nombre
fur l'arbre, que non pas s'il y en a multitude:
car toute la vertu & force de la befte où de
l'arbre, s'accumulant en vne feule partie fe
trouue plus puiffante, que non pas fi elle eft
efparpillée en pleurs autres, voilà pourquoy
pour y bien voir de loing on cligne volótiers
vn œil, pour faire que les efprits vififs s'accu-
mulans à l'autre rendent la veuë meilleure.
Or parce qu'entre tous les animaux vnicornes & fauuages, il ne fe trouue pas que outre
les infectes & vilainies, quelles mangent
qu'elles boiuent de l'eau virulante & infecte,
qu'auqu'vn autre fe veautre parmy la boüe
& la fange, & qui foient fi frequement tour-

mentée de virulances enragées comme la
seule Lycorne, il est tout certain apparant
& manifeste, que sa corne en emporte en
cette consideration le prix, par dessus toutes les autres de quelle qualité & condition
qu'elles puissent estre, soustenant que pour
ce subject elle est douée de vertus & proprietez incomparables, & que non sans grande
cognoissance de cause, elle en a de tout teps
emporté le prix & l'auantage par dessus tout
autre chose qui soit au monde, bien est vray
toutesfois qu'au deffaut de pouuoir recouurer de ladite corne de Lycorne, qu'on peut
auoir recours aux autres cornes qui de plus
prés s'en approchent: c'est à dire qui soient
tirées des animaux vnicornes & outre cela
fort sauuages, tels sont les cornes de l'Asne
sauuage, du Cheual Iudicque, du Rhynocerot & semblables, & en deffaut de tous lesdites cornes, on pourroit en vne necessité employer les cornes des Taureaux sauuages,
comme Bysonts, Busles & autres. Voila pourquoy les anciens Monarques auoient accou-
stumé de boire dans de Tasses faites de semblables cornes, ainsi que Plutarque, Homere, Xenophon, Aelian, & aprés eux Mercurial le remarquent, & de fait les anciens
Thraces,

Apoll.
Th. lib.
3. c. 1.
Plut. in
æmiliü.
Xenoph.
sur Cy-
rus l. 7.
Ael. l.
4. & 6.
Merc.
de opp.
med. l.
1. c. 17.

Thraces, Paphlagons & Perrhœbiens, s'y
l'Histoire est veritable, beuuoient ordinairement, dans de cornes : comme de mesmes
Philippe Roy de Macedone.

Santhes Roy de Thrace, fit autresfois faire *Lib. de*
vn festin solemnel, à ses amis, auquel on ne *Lyures-*
vit autre vaisseau à boire que de cornes. *se c. 48.*
fol. 129.

Paulus Æmilius triomphant des Perses,
Roy de Macedone, entre autres antiquailles
qu'il faisoit voir à ses Citoyens de Rome, ce
fut de couppes faites de cornes bordées d'or
& d'argent fort aggreables, qu'il fit marcher
en triomphe par des hommes qui portoient
publiquement telles couppes par les ruës,
par lesquelles raisons & exemples il se iusti-
fie, que les anciens n'employent pas tels Vazes pour boire, à faute qu'ils n'eussent l'inuention de souffler les verres, n'y pour croire
que dans tels Vazes de cornes, ils eussent plus
de moyen de carrousser, yuroigner & boire
ensemble : comme fort amples & capables
ainsi que quelques vns ont voulu dire, non
certes : car lesdites cornes au contraire où le
breuuage qui a attiré la vertu d'icelles, cher-
chans à se joindre auec le Virus des maladies contagieuses & infectes : comme vn venin cherche l'autre, ce dit paré en sa Chirur-

M

Lib. de
peste 22.
c. 24.

 similis in simil inquitter, pour lors la nature
ressentant ces 2. ennemis joincts & si bien
vnis ensemble dans les entrailles du malade
comme j'ay fait voir au discours de la pierre
Bezoartique s'irrite en telle sorte, que pour
peu qu'elle soit aidée & fortifiée par des Car-
diacques, elle augmente ses forces & les ex-
pulse vaillamment tous deux hors de la personne, où par sueurs où par le ventre où par
la bouche. Et ainsi le malade se descharge
d'vn tel fardeau qui l'importune, surquoy
je veux encores satisfaire les plus curieux ou
les plus opiniastres, en rapportant des exemples qui prouueront mes allegations susdites.

N'aués vous jamais ouy dire, que pour
guerir de toute sorte de fiebures aptes les remedes vniuersels, il est bon de porter vne
Araignée enclose dans quelque petit Tuyau
au col ou au bras en forme d'amulette.

Pl. l. 30.
c. 11.

*Nonne Aranei calamo adalligati febribus pro-
desse traditur.*

L'argent vif porte sur soy, ne preserue il pas
de la peste.

Abra
de peste.

*Medicus quidam nullo alio remedij genere se def-
fendit à pestifera luë, quæ maxime sæuiebat, neque se solum sed etiam, Chirurgos qui peste cor-
reptos inuisebant & tractabant.*

N'est il pas vray qu'il fut conseillé au Pape Adrian de porter de l'Arsenic lié sur la region du cœur, pour se garantir de la peste.

Inuentum est temporibus nostris Arsenicum supra cordis regionem gestatum tempore pestis magnum adiumentum attulisse.

Et de fait à Strasbourg & à Basle, c'est vne praticque ordinaire.

Cuius effectum didicimus argentinæ & Basilea anno 1564. quo tempore per totam fere germaniam, grassabat pestis.

Aprés, pourquoy est ce qu'on frotte la region du cœur & autres parties auec l'huyle d'Escorpion en temps de maladies contagieuses.

Pourquoy fait on couurir d'vne piece d'Escarlatte le lict des enfans attaquez de Rougeole petite verole où semblables maladies.

A la verité quoy que les chagrineux puissent alleguer contre ces procedures, tout cela se fait en consideration des couenances rapports & sympathies qu'ont telles choses, auec la virulance ou malignité des maladies contagieuses. Voilà pourquoy vn bon Medecin Allemand disoit à propos de l'Arsenicum qui s'attirent ainsi les vnes les autres.

Non desunt qui iubent tempore pestis vt Arseni-

M 2

Agricol. de nat. fossil.

Mercurial. lib. de peste.

Vide Valesium. A bra de peste.

Petrus Monauius.

cum sub axillis quis portet quia venenam ad se trahit vt magnes ferrum.

Et des Araignées qu'on n'oseroit auoir tué en certaines régions d'Aallemagne.

Nos germani speciem Aranei habemus domestici, ingentis magnitudinis, quos lædere piaculum est quia dicuntur omnia venena in ædibus attrahere.

Cristo-
pharus.
Ence-
lius de
gemis.

Aprés encores, pourquoy est ce qu'on ap-
plique vn Crapaud mort & desseiché sur vn
bubon ou Carboncle en temps de peste.

*Buffo in vmbra siccatus bubóni inter lineam ap-
pósitus remedium est contra pestem.*

Mi-
zaldus.

N'est ce pas à fin que le Crapaud venimeux
attire au dehors par sympathie la virulance
du malade.

*Quia trahit, (ce dit le mesme Autheur)
venenum à parte affecta siue tu sit bubo vel car-
bunculus.*

Voila pourquoy Gesnerus disoit en propres
termes.

*Plerique, puluere aridi buffonis, pestilenti bubóni
impósito venenum miré extraxerunt.*

Encores nous lisons qu'vne bonne Dame, en
aplicquant vne Grenoüille viuante sur vn
bubon ou Carboncle pestilentiel, jugeoit de
la mort ou de la conualescence du malade:
car si la Grenoüille mouroit toute enflée,

marque d'auoir attiré à soy le Virus de la maladie, cela faisoit esperer de la vie du patient, si au contraire, il y auoit apparence que le venin estoit trop puissant & enraciné, pour n'abandonner pas les corps du malade, & ainsi la mort estoit apprehendée.

Nobilis galenum arandom, bubom pestilenti Ranam viuam applicat, vt Inde agrum conualiturum au morisurum præsagiat. Quod si Ranam intumescere & mori contingat salutem promittit, sin minus mortem declararum.

A Bra de peste.

Finalement que veut dire Marsille Ficin à vostre aduis, par ces mots parlant de l'Escorpion, *contingendo lapide Bezoardico, Scorpionis aculeum deperdi pungendi potestatem.* N'est ce pas donner à entendre que le Virus de l'Escorpion, appetant de s'vnir & joindre auec celuy, que contient la Pierre Bezoartieque abandonne l'eguillon dudit Scorpion, qui fait que cest eguillon par apres ne contenant aucun Virus pour cet heure, reste comme priué de sa force & se trouue inutile pour nuire, ne font ce pas de conceptions remarquables. Et ainsi reuenant au fait, je dis qu'on en peut alleguer tout de mesmes de l'Argent vif, de l'Arsenic & autres: comme pareillement du drap teint d'escarlate, car

In epid. c. 24.

l'origine de cette teinture ne procedant que
de corruption excrement & vermine produitte de la plante Kermes, qui nous a donné occasion de l'appeller vermillon en France, quoy que ladite virulance en icelle soit
imperceptible à nos sens ce semble, ne reste
pas pourtant d'auoir & de retenir sa sympathie originelle auec la virulance des maladies procedans de pourriture corruption &
vermine, pour l'attirer en estant approchée
au dehors du corps du malade, & ainsi la
Mumie qui est des corps des vrays & natu-
rels Egyptiens, qui sont naturellement in-
fects & ladres, est plus precieuse & vtile que
si on enbaumoit le corps d'vne tres-belle
Damoiselle, qui auroit esté saine & fort gail-
larde, comme je le diray quelque jour parlant de son Histoire, par toutes lesquelles raisons & exemples, je veux conclurre en faueur de la Lycorne enuers les venins où maladies contagieuses. Mais passons outre sur
ce qu'on objecte, qu'il y a de coureurs qui
exposent en vente de fragmens de quelques
cornes, oz, où dents d'Animaux incognus
trouués sous terre qui ressemblent à Plastre.
A quoy je respons qu'il pourroit estre que
tels fragmens ayent esté des Lycornes, & la

preuue en cela doit juger de la chose? mais je
dis que quand il arriueroit du côtraire, qu'en
cela les voyageurs font fort excusables de
les qualifier, procedées des cornes de Lycornes: car c'est comme s'ils vouloient dire,
que ce font substituts vicaires où succeda-
nées d'icelles: comme quand nous appel-
lons Baume les huyles faits par artifice, l'A-
corus Verus pour Calamus Aromaticus, nô-
stre Canelle pour Cinamome: car tels os
ou cornes deterrés possedent de vertus ap-
prochables de celles de la corne de Lycorne, & pleut à Dieu que nous eussions de tels
fragmens en abondance, car ils sont douez
de proprietez (si non si excellentes, que celle que possede la corne de la Lycorne) à tout
le moins qui sont grandement vtiles & re-
commandables au fait des venins & maladies contagieuses.

*Faciunt n. ad Epilepsiam, syncopen, cardiacam
passionem cordis tremorem, aliosque cordis affectus, sudores egregiè mouent, ob id, febribus ma-
lignis & pestilentibus conducunt, ac venenum
omne foras ad cutim pellunt.* Boeth.
de lap.
lib. 2.c.
243.

Et defait il se veriffie par experience, qu'vn
jeune garçon ayant par cas fortuit aualé vne
bale de plôb, qu'il auoit trouuée long temps

auparauant Barroy de royle d'Auignon, &
soudain le ventre luy enfla de telle sorte, que
les assistans n'attendoient autre chose sinon
qui d'euft creué par le ventre.

Bœth.
de gem-
mis l.2.
c. 243.

Puer quidam de glarea plumbea pila, quæ multos
ante annos sub aratrum telis latuerat, sic erat ab
ventre ita intumuerat, vt crepaturæ periculum
adstantibus videretur adesse.

Mais luy ayant donné vn scrupule d'vne telle corne où dent trouuée soubs terre, il fut
miraculeusement deliuré d'vne telle angoi-
sse.

Ibid.

Hic, ehibito scrupulo, medulla omnibus admiran-
tibus statim conualuit.

Vne femme estant empoysonnée, enfla par
le ventre d'vne façon si furieuse, qu'on la
iugeoit morte: mais ayant aualé de telle matiere en poudre, peu apres contre l'esperan-
ce de ses amis elle fut guerie.

Alia mulier intoxicata ventreque, vtrismodo in-
flata vt morti proxima videretur, subito, hausto
puluere, præter omnium expectationem conualuit.

Que si qu'elqu'vn demande, comment il est
possible que telles pieces de dents ou de cornes d'animaux enterrées & trouuées soubs
terre puissent posseder les qualitez susdites,
& d'où elles ont acquises, attendu que nous
ne

sçauions pas de qu'elles bestes elle procedēt, je respons que c'est des vapeurs, exhalaisons, & humidités pourries & corrompuëes de la terre, qui s'incorporent & s'imbibent dans leur matiere soubs terre durant les longues annees qu'elles y sejournent, ce qui les fait deuenir blanches, tendres, & fryables adherantes à la langue & aux leures, comme si elles y auoient esté cuittes & calcinées, si que desdites Virulances de non gueres differente façon à la corne des Lycornes, telles pieces sont alexitaires. Car puis que le Virus des animaux & des viandes, & eaux virulantes, que lesdites Lycornes mangent & boyuent, leurs cornes tirent & possedent de vertus tant admirables, ainsi tels fragmens trouués soubs terre sont douës de facultez aucunement semblables, y ayant tant seulement cette difference que le Virus contenu dans les cornes, & particulierement dans celle de la Lycorne est plus excellement elabouré & corrigé, que non pas dans telles pieces trouuées soubs terre : car les animaux virulans qui hument les infections de la terre, comme sont les Crapauds, les Dragons & les Couleuures les digerent, en eux mesmes & leur donnent ainsi quelque preparation particu-

N

lière auant que de les jetter dans l'eau qu'ils
boyuent, puis la Lycorne venant à les aualer
& prendre, les redigere & reprepare encores auant que de les enuoyer comme excrement à la corne, dans laquelle finalement ledit Virus se perfectionne en telle sorte, qu'il
est d'vn action merueilleusement subtile
& penetrante, au contraire desdits fragmens
trouués soubs terre, lesquels ont attiré im-
mediatement de la terre, lesdites vapeurs &
lesdites exhalaisons pourries & corrompuës
sans l'intermise d'aucunes bestes, & sans estre
si parfaictement digerées & exactement ela-
bourées. Par tous lesquels discours je veux
dire, que ores la corne de Lycorne soit de
beaucoup plus precieuse & plus importante,
& que en son deffaut les cornes de Rhynoceror, d'Asne sauuage, de Cheual des Indes
& semblables, où selon Ioubert celle de
Cerf, pourueu qu'elles soient des premieres
sorties

de peste.

Ander-
nacus.

*Primi cornu ceruini partus venenis & pestilentiæ
non minus quam vnicornu obsistere credantur.*

Puissent estre employées, que aprés tout, les
fragmens susment ionnez, peuuent legitime-
ment estre admis pour substitut & succeda-
née de tels alexitaires & antidotes. Et de fait

j'en ay parmy mes singularités de mon Cabinet les plus rares, qui font boüillir & grignotter l'eau dans vn verre,& prinfes par la
bouche fuër la perfonne chofe admirable,
que i'eftime eftre grandement precieufes &
vtiles , & c'eft par la mefme raifon que les
vazes de Pourcelaines acquierent les pro-
prietés tant loüables : car on tient les coc-
quilles , matiere de laquelle elles font faites
100. ans ou enuiron dans vn creux en terre:
comme je le diray quelque jour parlant de
leur Hiftoire particuliere : le Corail n'eft
qu'vn jonc où vne plante fans feüilles, mais
parce qu'il fe troue imbu, nourry & empraint
d'vn fuc pierreux, d'origine , d'infection &
pourriture, extraict des Pierres & de Cloa-
ques au fonds de l'eau de la mer, comme defait fur le feu il eft fœtide, il eft veritablement
en cette confideration , vn excellent Car-
diacque où pluftot alexytaire & nullement à
raifon de fa ficcite, comme quelques vns
mal à propos n'entendant pas les fecrets de
nature enfeignent.

Et ainfi le Mufc & la Cyuette s'engendrent dans de parties d'Animaux infectes &
fales, les fleurs dans le fumier, l'Efcarlatte du
fang d'vn Huyftre baueufe, l'Or dans les plus

pourries & corrompuës minieres. Et les Pier-
reries de la boüe des roches, La Soye de la
moruë des Vers qui la bauent, Et les Perles
selon Rondelet, & autres de la pure l'adrerie
des Nacres. Concluons donc que la Lycorne a de proprietez grandes & incomparables, voylà pourquoy l'Empereur Charles
le quint eut bonne grace, lors qu'en son voyage de France en Flandres, on luy fit voir à
S. Denys vne main de Iustice, faicte de corne de Lycorne, de dire, qu'il estoit fort à propos de l'auoir faicte de cette estoffe, non pas
comme Rouillard le rapporte, pour estre
d'vne matiere pure & nette ; mais plustot
parce que comme la Lycorne dompte les venins, qu'ainsi la Iustice chastie les meschans.

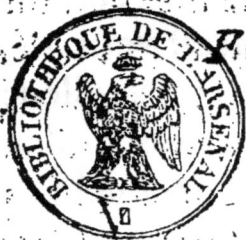

F I N.

www.ingramcontent.com/pod-product-compliance
Lightning Source LLC
Chambersburg PA
CBHW071456200326
41519CB00019B/5757